Comment soulager la douleur

Comment soulager la douleur

Comprendre et traiter l'inflammation

Gisèle Frenette

Livres déjà publiés par l'auteure :

Intolérance au gluten, Edimag, 2003, 2006, 2013, 2019.

Dites non à la douleur : l'approche naturelle, Edimag, 2004; réédité sous le titre *Comment soulager la douleur*, Edimag 2011.

Tout sur la santé de l'intestin, Quebecor, 2007, 2012.

L'hypothyroïdie expliquée, Quebecor, 2009.

L'endométriose, Quebecor, 2011, 2017.

Les 5 messagers du corps, Le Dauphin Blanc, 2014.

Le bonheur pour tous, 2017.

Gluten Intolerance: when wheat is the enemy, 2019.

« *Si quelqu'un désire la santé, il faut d'abord lui demander s'il est prêt à supprimer les causes de sa maladie. Alors seulement il est possible de l'aider.* »

Hippocrate, le père de la médecine

(460 à 377 av. J.C.)

Cet ouvrage est un livre de référence et ne doit pas être utilisé comme un guide médical ou un manuel d'autotraitement. Les idées et les suggestions que vous y trouverez ont pour but de vous aider à prendre des décisions judicieuses concernant votre santé. Elles ne sauraient en aucun cas se substituer à l'avis d'un médecin compétent.

Les vitamines, les minéraux et les produits naturels peuvent être la cause d'une réaction allergique, d'un surdosage ou d'une interaction avec certains médicaments. L'auteure décline toute responsabilité en ce sens.

TABLE DES MATIERES

Préface

Les informations rassemblées dans ce document ont suscité le plus grand intérêt chez moi. J'y ai découvert un trésor issu de la compétence d'une infirmière-phytothérapeute expérimentée, de nombreux témoignages partagés entre collègues et amis, de lectures intensives et, surtout, du plus vif intérêt à conseiller pour une meilleure santé.

Mme Gisèle Frenette, par ses recherches, nous livre les secrets de la douleur ainsi que les nombreuses façons de l'atténuer naturellement. Elle nous indique clairement les causes de la douleur et, dans un langage simple et précis, les manières de nous aider nous-même.

Les personnes accablées de douleur bénéficieront sûrement de ses méthodes et précieux conseils. Par conséquent, ce livre se révélera un guide facile à suivre pour ceux qui désirent d'abord s'aider eux-mêmes.

Je vous suggère d'aborder ce livre avec sensibilité et ouverture d'esprit afin de découvrir ce qu'il a à dévoiler sur vous-même. Nos vécus ne sont pas identiques, mais voilà un guide général et un outil à la découverte de l'art de nous soulager nous-même naturellement.

Cet ouvrage reflète l'enthousiasme et l'énergie créatrice de son auteure, avec qui j'ai beaucoup partagé de connaissances et d'amitié.

Huguette Auclair, infirmière-naturopathe,
auteure du livre *La fibromyalgie*

Introduction

Pourquoi choisir d'écrire un autre livre sur le sujet de la douleur chronique alors qu'ils pullulent dans les librairies? Notamment parce que ce thème soulève encore un grand questionnement, et que les solutions peuvent être aussi nombreuses que le nombre de personnes qui en souffrent. Comme chaque individu est un être à part, avec ses forces et ses faiblesses, il ne fait aucun doute que chacun doit apprendre à mieux se connaître lorsqu'il combat un adversaire aussi tenace que la douleur. Ce livre vous est offert à titre de guide vers un mieux-être tant physique que psychologique.

La douleur existe depuis toujours. Elle est d'ailleurs essentielle à notre survie. C'est un système d'alarme indispensable à l'être humain. Notre corps a choisi ce moyen pour nous prévenir qu'un de nos organes est malade ou en difficulté. La douleur nous permet souvent d'enrayer un problème de santé dès ses débuts. L'épreuve douloureuse d'une crise d'appendicite aiguë illustre bien ce cas. Elle nous force à consulter un médecin et à régler le problème dans les plus brefs délais.

Mais qu'en est-il lorsque la douleur persiste, qu'elle se prolonge dans le temps et que les traitements habituels offrent peu de soulagement? C'est alors que la douleur devient chronique, qu'elle s'insinue dans toutes les sphères de notre vie, qu'elle occupe toutes nos pensées et tout notre temps. Que la cause de la douleur soit connue ou non ne change rien à la souffrance! Elle devient un monstre sournois qui peut rendre notre vie insupportable et contre lequel l'être humain ne sait comment se protéger. Le moment est venu d'acquérir de nouvelles connaissances pour vaincre cette douleur souvent inutile.

Déjà, 400 ans avant Jésus-Christ, Hippocrate, le père de la médecine, déclarait que la douleur était un déséquilibre des humeurs de l'organisme, dû à des facteurs extérieurs tels que le climat ou le régime alimentaire, et que le médecin avait pour tâche de corriger. Bien que les recherches sur la douleur aient évolué sans cesse depuis, la solution miracle pour tous n'existe toujours pas.

Plus de trois millions de Canadiens et des millions d'autres personnes de par le monde, hommes, femmes et enfants, souffrent de douleur chronique de toutes sortes incluant les problèmes de dos, l'arthrite, la fibromyalgie, les migraines et bien d'autres. Tout individu ciblé par la douleur aurait grand intérêt à reprendre sa vie en main, et à utiliser tous les moyens à sa disposition pour aider son corps à se défendre du mieux possible.

Ce livre vous suggère des changements à adopter pour profiter plus allègrement de votre vie. Le premier chapitre décrira la douleur et l'inflammation, alors que le deuxième discutera des répercussions réelles de la douleur sur la vie de la personne. Le chapitre suivant explorera les causes possibles de ces maux, alors que le quatrième proposera des solutions basées sur l'alimentation, suivi au prochain chapitre par diverses approches thérapeutiques. Le livre continuera en explorant le vaste éventail thérapeutique offert par la nature et conclura en révisant quelques conditions de santé.

Cet écrit n'a pas la prétention de détenir la panacée à tous les maux douloureux. Son contenu vise plutôt à offrir plusieurs pistes à suivre pour que la personne qui a mal puisse bénéficier d'un temps de répit ou, mieux encore, qu'elle puisse trouver une solution permanente à son malaise souvent torturant

CHAPITRE 1

La douleur et l'inflammation

La douleur existe depuis les temps les plus reculés. Selon les cultures et les croyances religieuses, on l'associait au «mal» et on lui attribuait plus souvent qu'à son tour des propriétés maléfiques ou malveillantes. On liait la douleur à la pénétration d'un mauvais esprit dans le corps, à un sortilège malfaisant, à un fluide au pouvoir magique ou à une malédiction. Des rituels étaient pratiqués pour extirper le «mal». Le chaman, un mélange prêtre-sorcier, à la fois devin et thérapeute, devait purifier l'être atteint pour en libérer les mauvais esprits. On croyait délivrer la personne du «mal» en pratiquant des cérémonies magiques où l'on psalmodiait des incantations, tout en utilisant d'autres moyens comme les saignées, les ventouses, les cataplasmes et les infusions de plantes. On sait aujourd'hui que les plantes utilisées étaient certainement d'un grand bénéfice. Sans le savoir, nos ancêtres avaient découvert la base de notre pharmacopée actuelle. En effet, l'aspirine est tirée de l'écorce du saule, et la morphine du pavot.

De nos jours, bien des gens croient encore que la douleur est une punition de nature divine, un châtiment de Dieu pour expier leurs péchés. Il semble que chaque groupe religieux ou culture ait sa propre interprétation de la raison d'être de la douleur. Malheureusement, encore aujourd'hui, la douleur reste un moyen de torture inégalé, comme peuvent en témoigner les prisonniers de guerre.

Depuis des années, les recherches sur la douleur continuent à progresser. On arrive maintenant à comprendre la façon dont la douleur est perçue par le corps, mais on constate aussi qu'elle est unique à chaque individu, ce qui ne facilite aucunement son traitement.

Qu'est-ce que la douleur et l'inflammation?

Tout le monde sait ce qu'est la douleur. Si on touche à un poêlon chaud, la douleur est le signal d'alarme qui transmet à notre cerveau qu'il arrive quelque chose d'anormal à notre corps, et on reçoit rapidement le message de retirer notre main. Pour l'avoir déjà expérimenté, on sait que tout ceci se passe en quelques secondes seulement. Il s'agit là d'une douleur aiguë qui ne persiste pas longtemps. Mais qu'en est-il lorsque, pour une raison ou une autre, la douleur perdure? La douleur qui évolue depuis plus de 3 à 6 mois, et qui a un effet néfaste sur le bien-être général de la personne, peut être désignée comme «douleur chronique».

La douleur est définie par l'Association internationale pour l'étude de la douleur (IASP) comme «une expérience sensorielle et émotionnelle désagréable, en rapport avec une lésion tissulaire réelle ou potentielle». Des études suggèrent que de 50 % à 80 % de la population souffre d'une forme de douleur chronique au cours de sa vie. On avance même que 1 enfant sur 5, de l'âge de 0 à 18 ans, souffrira de douleur chronique (migraine, arthrite, etc.).

Outre son rôle de système d'alarme lors d'un dérèglement interne (tumeur, infection) ou externe (blessure, brûlure), la douleur nous permet d'évaluer l'évolution de la guérison à la suite d'un traumatisme. Par exemple, s'il y a blessure au dos, l'intensité de la douleur aidera le médecin à évaluer la gravité de la condition et à ajuster son traitement. L'information ainsi véhiculée par la douleur est essentielle au traitement. Il y a de nombreuses interprétations à la douleur, et la mesurer ou l'évaluer reste très difficile. Chaque individu exhibe une réaction différente face à la douleur selon son propre seuil de tolérance, mais aussi selon des facteurs psychologiques et même culturels. On a tous connu des personnes qui résistent stoïquement à une douleur à laquelle on aurait réagi autrement.

Au fond, la douleur fait partie de la vie quotidienne. Il suffit de penser à la sensation de picotements ressentie lorsqu'on reste assis trop longtemps avec la jambe repliée. Le fourmillement dans le pied ou la jambe indique une ischémie et force à bouger. Cette situation se manifeste aussi durant notre sommeil, nous obligeant à changer de position.

Le phénomène de la douleur semble prendre des proportions épidémiques. On peut se questionner à savoir si elle a toujours été présente, mais plus cachée, dû au manque de compréhension montré à son égard, et qu'elle serait maintenant mise à jour par l'apparition de cliniques de la douleur et par une plus grande ouverture d'esprit de la part des thérapeutes et des médecins. Ou devrait-on chercher ailleurs la cause de cette épidémie silencieuse? Est-il possible que notre style de vie en mode express des dernières décennies produise maintenant ses résultats sur notre état de santé? Peut-il y avoir une corrélation entre un mode de vie plus stressé, une alimentation rapide souvent dénuée d'éléments nutritifs, le manque d'exercice et d'air frais, et l'augmentation remarquable des plaintes de douleur? Et si le corps essayait de nous prévenir d'un déséquilibre interne en brandissant le drapeau de l'inflammation, puis de la douleur?

L'inflammation est une réaction de défense de l'organisme, parfois excessive, à une agression traumatique, infectieuse ou chimique. Elle se manifeste par des signes tels que la douleur, l'œdème, la chaleur et la rougeur. Cette réaction inflammatoire indique que le processus de guérison est en marche, que le corps lutte pour tuer les microbes ou rejeter les irritants et pour réparer les tissus lésés. Les systèmes circulatoire, immunitaire et hormonal du corps travaillent activement pour ramener l'équilibre. L'inflammation peut atteindre n'importe quelle partie de l'organisme, notamment un muscle, une articulation ou un système en entier (digestif, urinaire, etc.). Les problèmes inflammatoires se caractérisent souvent, mais non exclusivement, par leur terminaison en «-ite», comme dans les mots arthrite, cystite, sinusite ou appendicite. L'inflammation peut créer une maladie lorsqu'elle intervient de façon exagérée et lorsqu'elle n'a plus sa raison d'être, ce qui est le cas des maladies auto-immunes.

Il y a plus de 100 ans déjà, Rudolph Virchow, médecin allemand et fondateur de la pathologie cellulaire, proposait que l'inflammation avait un rôle important dans les troubles de santé.[1] De nos jours, les recherches recommencent en ce sens, comme nous le verrons plus tard dans ce chapitre.

Les différents types de douleur

Le vrai défi pour le professionnel de la santé est d'évaluer la douleur de son client, car chaque individu a sa manière particulière de l'exprimer. Tout comme chaque personne a sa façon bien à elle de percevoir un goût ou une odeur, elle a ses propres mots pour décrire sa douleur, elle aussi, unique. Voyons les grandes classifications de la douleur afin de nous aider à mieux l'identifier.

La douleur aiguë est provoquée par un tissu endommagé, qui accompagne généralement une maladie, une blessure ou une chirurgie. C'est un symptôme qui peut être considéré comme un signal d'alarme nous avisant d'une menace pour l'intégrité du corps. Cette douleur peut être légère et transitoire, comme lorsqu'on se cogne un orteil ou on se fait piquer par un moustique. Elle peut aussi être plus intense ou aiguë et persister plus longtemps, comme à la suite d'une intervention chirurgicale, d'un étirement musculaire ou d'une brûlure. On peut définir la provenance exacte de la douleur et on peut prédire sa durée approximative. La douleur s'estompe à mesure que la guérison progresse.

La douleur chronique persiste plus de 3 à 6 mois. D'après Ronald Melzack et Patrick Wall: «La douleur chronique est celle qui subsiste après que la douleur a cessé de remplir une fonction nécessaire.»[2] Le mot «chronique» provient d'ailleurs du mot grec *khrônos* qui veut dire temps. Elle devient alors un syndrome de douleur qui doit être traité en tant que maladie en soi. On parle ici des douleurs causées par certains cancers, par les conséquences d'un accident ou d'une chirurgie, ou encore par des maladies inflammatoires comme l'arthrite. Il est même possible de ne pas connaître la cause exacte de la douleur, ce qui n'empêche aucunement la personne de ressentir une souffrance d'intensité variable. Contrairement à la douleur aiguë, la douleur chronique ne semble pas avoir de fonction biologique.

On trouve également la douleur récurrente, qui revient par crise aiguë mais avec des périodes de répit entre les épisodes. On parle ici des migraines ou des douleurs menstruelles intenses. On la considère aussi comme chronique.

La douleur irradiée est celle qui est ressentie le long d'un même trajet nerveux, comme une sciatique. La douleur projetée, comme son nom le dit, projette sa douleur ailleurs dans le corps. C'est le cas d'un trouble de la vésicule biliaire dont témoigne une douleur à l'épaule droite, ou d'une complication des dernières vertèbres dorsales qui projette la douleur au pli de l'aine.

La douleur du membre fantôme est définie comme une douleur qui siège dans une partie amputée du corps. C'est une douleur complexe et frustrante qui peut varier en intensité de bénigne à très sévère. Elle est réelle, et les méthodes pour la soulager incluent la médication, l'acupuncture, la psychothérapie et bien d'autres.

La douleur émotionnelle, telle que l'anxiété, l'angoisse et la dépression, est très répandue de nos jours. Il est souvent difficile de distinguer entre la douleur de la dépression qui amène souvent des plaintes de céphalées, de douleurs abdominales et lombaires, et la dépression secondaire à une douleur chronique. Ce pourrait être le cas, par exemple, d'une personne qui doit s'adapter à une perte d'autonomie due à une lombalgie douloureuse de longue durée. La douleur et la dépression ont en commun la souffrance de l'individu. Ces deux aspects importants doivent être respectés et adressés par les médecins et les thérapeutes traitants.

Plusieurs facteurs entrent en ligne de compte lorsque l'individu essaie de décrire la douleur qu'il perçoit. Même si la douleur devrait être perçue de façon semblable par chacun pour un même type de douleur, la réaction varie beaucoup d'une personne à l'autre. Une douleur d'une même intensité peut paraître insoutenable à une personne, alors qu'une autre s'en dira tout juste incommodée. La différence de perception s'explique par une sensibilité différente au niveau des zones réceptrices de la douleur. Le comportement face à la douleur est aussi modulé par la génétique, l'éducation familiale ou culturelle (où l'on apprend très jeune à ne pas se plaindre), la personnalité, l'état émotionnel du moment (si l'individu a peur ou reste calme), de même que par ses expériences antérieures.

Le jeune enfant, qui n'a pas un vocabulaire suffisant pour décrire ce qu'il ressent, va adopter un comportement différent selon son degré de douleur. Il pourrait sembler mal à l'aise, ennuyé, angoissé, devenir plus dépendant d'un proche ou encore plus geignard. C'est sa façon d'exprimer son besoin de soins particuliers.

Certaines personnes, notamment les plus âgées, ont de la difficulté à exprimer leur douleur aux autres. Plusieurs sont intimidées par les médecins et les thérapeutes ou ont honte de se plaindre. Les croyances culturelles et le vécu personnel exercent un grand pouvoir sur certaines gens. Souvent, l'individu admettra une douleur tout en négligeant son intensité ou en omettant un autre symptôme tout aussi déplaisant et important, et ce, dans le simple but de ne pas être considéré comme désagréable ou dérangeant par son praticien. Le professionnel de la santé doit s'assurer d'opter pour un vocabulaire compréhensible et de démontrer son intérêt en posant des questions qui encouragent la conversation.

Les causes de la douleur chronique

La façon la plus facile et la plus efficace de supprimer la douleur est d'éliminer le problème sous-jacent qui la cause. Mais voilà où tout se complique! Rien n'est moins simple que la douleur. C'est l'une des plus grandes raisons qui incitent les gens à consulter un professionnel de la santé. Certaines causes de douleur sont évidentes et facilement remédiables, telles que les fractures, les blessures et les étirements musculaires. Cependant, les choses s'embrouillent lorsqu'on aborde les migraines, les conditions dégénératives et inflammatoires, comme les différentes sortes d'arthrites et la fibromyalgie, ou pire, les douleurs chroniques occultes, c'est-à-dire sans diagnostic précis. Il y a littéralement des centaines de conditions de santé liées à la douleur. Mais d'où vient la douleur exactement?

Décrite d'une façon très simplifiée, la douleur est transmise au cerveau à travers des récepteurs de la douleur, appelés nocicepteurs, situés au niveau de la peau, des muscles et de certains organes. Les nocicepteurs sont plus concentrés dans les régions du corps plus aptes à subir des blessures, comme les doigts et les orteils. On trouve des millions de nocicepteurs dans le corps humain, et jusqu'à 1 300 sur un carré de peau de 2,5 cm.[3] Plus on pénètre en profondeur dans le corps, moins on perçoit la douleur, car les muscles comportent moins de terminaisons nerveuses que la peau, et les organes internes, protégés par la peau, les muscles et les os, en comptent un nombre encore plus petit. Lorsque le message douloureux mécanique, thermique ou chimique est ressenti, l'information est transmise le long de la fibre nerveuse comme un courant électrique vers la moelle épinière, puis vers le cerveau qui va l'interpréter. Ainsi, on recevra le message de retirer notre main de la surface brûlante, ou d'enlever notre poids d'une cheville blessée.

Avant de pouvoir supprimer la cause de la douleur chronique, encore faut-il la connaître. On l'associe souvent avec les points suivants:

Une blessure d'usure comme une tendinite;

Une inflammation due à un déséquilibre du système immunitaire comme dans le cas de l'arthrite rhumatoïde;

Une excroissance de tissus comme l'épine de Lenoir, les fibromes utérins ou les tumeurs;

Un manque d'oxygénation de certains muscles tendus ou contractés en permanence;

Un mauvais alignement des vertèbres dû à un traumatisme;

Une douleur névralgique comme celle du zona, qui peut continuer longtemps après la guérison de la plaie;

Un nerf endommagé lors d'une chirurgie, d'un accident ou même par une maladie (le diabète peut endommager des petits nerfs dans les mains et les pieds), qui peut continuer à envoyer des messages de douleur injustifiés.

Bien que les causes suivantes soient plus controversées, plusieurs études démontrent maintenant qu'elles ont un lien incontestable avec certains cas de douleur chronique. Plusieurs seront discutées plus en détail au chapitre 3.

Une réaction à des substances toxiques telles que le mercure, le plomb ou d'autres métaux lourds;

Une inflammation causée par une intolérance ou une allergie alimentaire (douleur aux jointures causée par les tomates);

Une infection causée par un virus, une bactérie, un parasite ou la levure *Candida albicans*;

Une fonction thyroïdienne ou surrénalienne insuffisante;

Une sensibilité accrue à la douleur causée par un manque d'éléments nutritifs;

Une hyperacidité de l'organisme (déséquilibre acido-basique).

Comme la douleur chronique est un cri d'alerte du corps, il est très important de ne pas seulement la neutraliser à l'aide d'analgésiques, mais de déterminer sa source réelle.

Des mots pour les maux

Toute douleur peut être décrite par des mots, et comme la douleur est une expérience unique et personnelle ressentie différemment par chacun, le vocabulaire utilisé sera tout aussi varié. Une multitude de mots pertinents servent à sa description: lancinante, forte, intense, déchirante, comme un coup de couteau, comme une brûlure, sourde, vive, intolérable, incontrôlable, terrifiante, localisée, un engourdissement, des picotements, un serrement, irritante, constante, épuisante, dérangeante, et bien d'autres.

Plusieurs spécialistes du domaine de la psychologie sont interpellés par certaines phrases employées par leurs clients. Une personne épuisée et qui souffre de douleur au dos dira: «j'en ai plein le dos», «cela me pèse comme une tonne sur les épaules», «je porte le poids du monde sur mes épaules». Une personne aux prises avec un trouble digestif se plaindra: «je me fais de la bile pour...», «j'ai le ventre plein», «je suis rongé de remords», «cela me tord les boyaux». L'individu souffrant de troubles cardiaques dira: «cela me brise le cœur», «j'en ai gros sur le cœur», «cela me fend le cœur». Le fibromyalgique, qui décrit souvent sa douleur comme une sensation de brûlure, s'exclamera: «je brûle de rage», «je brûle d'impatience». Il existe certainement un lien étroit entre les pensées, les mots et le corps. Le corps exprime vraisemblablement la pensée profonde. Une attention particulière à nos expressions, de même qu'à nos pensées et à nos émotions, pourrait alléger le fardeau corporel. Essayons donc de remplacer les clichés négatifs et lourds de conséquences par des paroles et des attitudes positives.

La protéine C-réactive

Depuis plus d'une décennie, les chercheurs ont remarqué la présence d'inflammation corporelle dans plusieurs conditions de santé graves. Normalement, l'inflammation aide à combattre l'infection et amorce le processus de guérison après une blessure. Alors qu'elle devrait disparaître une fois cette tâche accomplie, il semble que dans certains cas elle stagne dans une partie du corps, avec le potentiel de participer au développement d'une maladie quelconque. On a retrouvé des marqueurs d'inflammation lors des bilans sanguins de personnes souffrant de maladies cardiovasculaires, de diabète, de la maladie d'Alzheimer et même de certains cancers.

Habituellement, le test sanguin qui indique une inflammation dans l'organisme est la mesure de la vitesse de sédimentation. On a découvert un autre test qui s'appelle la protéine C-réactive (CRP). C'est une protéine synthétisée par le foie lorsqu'il y a inflammation quelque part dans le corps. Un taux plus élevé que normal de la protéine C-réactive dans le sang n'indique pas la nature de la maladie, ni la cause, ni même où elle se trouve, mais son dosage confirme une réaction inflammatoire et permet de poursuivre les recherches en ce sens. Comparativement au test de sédimentation qui peut prendre une semaine à s'élever lors d'inflammation, la protéine C-réactive augmente rapidement, ce qui est important lorsque face à une situation urgente telle une crise d'appendicite. Le test CRP est souvent fait pour surveiller l'activité de plusieurs maladies inflammatoires comme la colite ulcéreuse, l'arthrite rhumatoïde, la sclérodermie, l'hépatite virale et la tuberculose pulmonaire.

Certaines études ont révélé que le taux de CRP est plus élevé chez les gens à risques de maladie cardiaque, ce qui incite à croire qu'une inflammation chronique dans le corps peut augmenter les risques de certaines maladies comme le diabète et les maladies cardiovasculaires. On a dénoté des taux plus élevés de la protéine C-réactive chez les gens obèses, et ce, incluant les enfants. On se pose maintenant la question à savoir quel sera le résultat de la présence d'inflammation à long terme chez ces enfants. Comme il semble y avoir une corrélation entre certaines affections, comme la maladie cardiaque et le diabète, et l'inflammation chronique chez l'adulte, on peut se demander si ces enfants sont plus à risques pour ces mêmes maladies. Il est connu que la perte de poids diminue la réponse inflammatoire, et on pense que l'excès de poids peut agir comme un facteur déclenchant de l'inflammation. Des recherches plus poussées seront nécessaires pour déterminer la connexion exacte entre la protéine C-réactive et la présence d'inflammation comme indicateur de maladies.

En attendant les découvertes scientifiques à venir, on peut améliorer son alimentation en diminuant les promoteurs connus d'inflammation, tels que les aliments raffinés et les mauvais gras, et en choisissant des denrées alimentaires plus nutritives. Nous discuterons de l'alimentation anti-inflammatoire à maintes reprises dans les chapitres ultérieurs.

Les influences extérieures

Plusieurs facteurs peuvent contribuer à augmenter la sensation de douleur chez la personne, incluant l'aggravation de la maladie, le stress, la fatigue, l'activité physique excessive, la focalisation sur sa condition, le changement hormonal, l'exposition à l'air climatisé, l'anxiété et la dépression.

Plusieurs se souviendront que nos grands-parents prédisaient la météo du lendemain d'après la douleur ressentie à un genou, à une épaule ou, selon leurs dires, «dans mes vieux os», et ce, malgré la journée ensoleillée en cours. L'idée que l'intensité de certaines douleurs soit aggravée par la météo est très répandue et très ancienne. Déjà, 400 ans avant Jésus-Christ, Hippocrate notait que certaines maladies étaient liées aux changements de saison. De nos jours, de plus en plus d'études sont faites sur le sujet. La biométéorologie est une science qui étudie l'influence du climat sur les organismes vivants, animaux ou plantes. La biométéorologie humaine cherche à comprendre les effets des conditions atmosphériques sur l'être humain.

Pour beaucoup de gens, les différentes conditions atmosphériques — la température, la pression barométrique, l'humidité, les précipitations et les orages — semblent avoir une relation directe avec certaines conditions douloureuses comme l'arthrite, la fibromyalgie, les souffrances lombaires, les troubles des sinus et les migraines. Indubitablement, certaines personnes sont plus sensibles que d'autres aux variations de la météo. D'autres symptômes souvent mentionnés sont la fatigue, le manque d'entrain, la difficulté à se concentrer, la nervosité, l'irritabilité, les troubles du sommeil, la sensation d'être déprimé, les maux de tête et même de la douleur à d'anciennes cicatrices de blessures pourtant tout à fait guéries. On signale aussi que les risques de suicide et de crises cardiaques sont à la hausse quand la pression barométrique est fortement à la baisse.

Bien qu'en grande partie les médecins hésitent encore à accepter la théorie de l'influence atmosphérique, la biométéorologie continue d'étudier le phénomène. On suspecte que la diminution de la pression barométrique qui précède souvent une tempête augmente la douleur des arthritiques. On émet l'hypothèse que la diminution de la pression d'air peut causer de l'enflure aux tissus autour des jointures, ce qui augmente la douleur. Cette inflammation serait tellement minime qu'elle est difficile à prouver scientifiquement. Un chercheur anglais a fait des expériences sur des étudiants souffrant de douleurs articulaires. Il a inséré des microbaromètres dans les articulations douloureuses et a réussi à établir un lien entre la pression barométrique extérieure, la pression intra-articulaire et l'intensité de la douleur perçue par les étudiants. Il semble aussi que la douleur variait d'intensité selon le changement barométrique.[4]

Il s'avère important que les gens météosensibles comprennent que les changements climatiques peuvent avoir une corrélation avec leur douleur. Cette simple constatation peut les aider à mieux accepter les jours pluvieux et humides, porteurs de souffrance, et les aider à planifier plus efficacement les jours ensoleillés, mieux tolérés. Cette connaissance peut éviter que s'installe le cycle de dépression si souvent présent chez les victimes de douleur chronique.

Quoique les facteurs météorologiques soient hors de notre contrôle, il est quand même possible d'échapper à l'influence de certains facteurs extérieurs. Les gens souffrant de conditions douloureuses devront apprendre à éviter les agents déclencheurs. Par exemple, les personnes enclines aux cervicalgies (douleurs au cou), aux torticolis et aux sinusites doivent éviter les courants d'air, les coups de froid et l'air climatisé. Les fibromyalgiques, bien que sans recours devant la météo, savent que l'exposition au froid, à l'humidité, à l'air climatisé, aux odeurs fortes et à la fumée peut aviver les symptômes de leur condition. Nous discuterons d'autres solutions antidouleur dans les chapitres à venir.

CHAPITRE 2

Les répercussions réelles

La douleur chronique non seulement affecte le corps en entier, mais elle atteint l'esprit même de la personne. Le ravage psychologique causé par cet ennemi souvent invisible à la vue d'autrui est d'autant plus destructeur qu'il s'insinue dans toutes les facettes de la vie de sa victime.

Les conséquences de la douleur

Contrairement à la douleur aiguë qui incommode pour un espace de temps allant de quelques minutes (doigt coincé) à quelques semaines (chirurgie) selon la maladie ou le traumatisme, la douleur chronique, quelle que soit sa cause, maintient le corps en état d'alerte et d'inconfort quasi constant. Que cette douleur soit par crises récurrentes comme la migraine, saisonnière ou qu'elle change en intensité au cours d'un mois, d'une semaine ou même d'une journée, il reste qu'elle a des répercussions importantes sur la qualité et le style de vie de l'individu. Il est assez surprenant que même aujourd'hui, après quelques millénaires de recherches sur le sujet, la douleur chronique soit souvent traitée de la même manière que la douleur aiguë. Les spécialistes s'entendent pour dire que la douleur chronique est une maladie en soi, au même titre qu'un diabète. On doit l'accepter comme telle, et apporter à ses victimes un soutien réel, tant physiologique que psychologique.

La douleur à long terme, diagnostiquée ou non, entraîne plusieurs changements physiologiques chez l'individu qui en souffre. La personne peut présenter des symptômes de fatigue, de stress, de dépression, des perturbations du sommeil et de l'appétit, de la constipation et une baisse de la libido. Le risque de suicide s'avère d'ailleurs plus élevé dans cette catégorie de la population. La capacité physique et mentale peut aussi être altérée par la prise de médicaments analgésiques, et quelquefois même anxiolytiques et antidépresseurs, dont ont souvent besoin les gens aux prises avec la douleur constante.

Tous les aspects de la vie sont perturbés, tant la vie de couple que la vie familiale, professionnelle et sociale. Si la douleur limite les activités physiques de la personne, celle-ci ne pourra peut-être plus assumer un rôle aussi actif au sein de la famille. Ces limitations nécessiteront une nouvelle distribution des tâches ménagères, ce qui n'est pas toujours bien accueilli. L'absentéisme au travail peut aussi avoir des répercussions dramatiques, si la personne doit réduire ses heures de disponibilité ou abandonner son emploi. La baisse de revenus financiers s'ajoute alors à la liste d'inquiétudes existantes. Les relations avec les amis deviennent aussi plus difficiles selon les restrictions de la condition. La personne ainsi isolée, démunie devant sa douleur, souvent épuisée dans sa lutte sans fin, a souvent tendance au découragement, à la dévalorisation, à la culpabilité et à la dépression. L'acceptation de dépendance tant physique que financière est difficile à admettre.

Il est important que ces gens soient bien entourés, aussi bien par une équipe médicale multidisciplinaire (médecin, physiothérapeute, psychologue, massothérapeute, chiropraticien) que par un réseau familial et social. Les rencontres de groupes de soutien pour les douloureux chroniques permettent aux gens d'exprimer ce qu'ils vivent — le découragement, les craintes, l'espoir — et de partager un moment où ils ne se sentent pas jugés d'après leur souffrance.

Le danger des médicaments allopathiques

Depuis quelques décennies, la prise de médicaments antalgiques vendus sans ordonnance semble être en hausse. Il peut paraître inoffensif d'avaler un comprimé d'aspirine ou d'acétaminophène pour une douleur agaçante. L'automédication occasionnelle semble peu dangereuse à première vue. Mais qu'en est-il lorsque la douleur persiste et qu'on prend de ces médicaments, si facilement accessibles, de plus en plus souvent? Peut-on croire que notre corps acceptera ces substances chimiques sans réagir? Malheureusement, peu de gens prennent le temps de s'informer des effets secondaires possibles. On est souvent leurré par la solution facile.

Lorsque la situation douloureuse s'accentue et qu'elle perdure, le médecin consulté prescrira souvent une ordonnance d'anti-inflammatoires non stéroïdiens (AINS). Les AINS sont des produits anti-inflammatoires de synthèse très variés mais ne contenant pas de cortisone, contrairement aux anti-inflammatoires stéroïdiens. Les anti-inflammatoires non stéroïdiens ont trois fonctions essentielles: réduire l'inflammation (anti-inflammatoire), réduire la douleur associée à l'inflammation (antalgique) et diminuer la fièvre (antipyrétique). L'action des AINS est liée en partie à leur capacité d'inhiber la synthèse des prostaglandines. Les prostaglandines, des substances hormonales dérivées d'acides gras non saturés, sont produites en grande quantité lorsque le corps subit une agression qui entraîne de l'inflammation, de la douleur et du stress. Les prostaglandines peuvent irriter les terminaisons nerveuses et provoquer la douleur.

Bien que le contrôle de la douleur soit primordial pour assurer une qualité de vie aux personnes souffrant de conditions inflammatoires chroniques, il n'en reste pas moins que les médicaments AINS sont associés à plusieurs effets secondaires non négligeables. Pour commencer, notons que les AINS regroupent plusieurs médicaments vendus sous différentes étiquettes. Les effets indésirables varient selon les médicaments et leur utilisation: nausée, vomissement, diarrhée, constipation, perte d'appétit, érythème, étourdissement, céphalée, œdème et somnolence. Les effets secondaires plus sérieux sont l'insuffisance rénale, l'insuffisance du foie, le dommage au tractus gastro-intestinal, incluant l'ulcère et l'ulcère saignant, et les risques d'hémorragie plus élevés suivant une chirurgie ou une blessure. Il est aussi possible d'être allergique aux AINS, comme à tout autre médicament. Les asthmatiques sont plus à risques d'une réaction allergique.

Selon une étude publiée dans le *British Medical Journal*, les femmes enceintes sont sujettes à 80 % plus de risques de fausses couches si elles consomment des AINS. Le danger d'avortement spontané augmente si l'anti-inflammatoire non stéroïdien est utilisé vers le moment de la conception ou pour plus d'une semaine. Les chercheurs suggèrent que les drogues suppriment la production de prostaglandines qui sont les acides gras nécessaires à une bonne implantation de l'embryon dans l'utérus. Cela augmente les risques de fausses couches.[1]

Bien que les anti-inflammatoires donnent des bénéfices à court terme, les dangers à plus long terme sont importants à souligner. En effet, ils diminuent la quantité d'acide folique disponible dans l'organisme, ce qui cause une augmentation des taux d'homocystéine qui sont possiblement associés à un plus grand risque de maladies cardiaques et d'accidents cérébro-vasculaires. On a aussi démontré que les AINS n'empêchent pas le dommage aux articulations et la destruction du cartilage causés par certaines sortes d'arthrite. En plus, les AINS réduisent la quantité de vitamine C et de soufre disponibles dans le corps, deux composantes nécessaires à la régénération du cartilage. Comme on peut le voir, ces médicaments traitent les symptômes de la douleur mais non les causes sous-jacentes. Dans certains cas d'arthrite, la glucosamine et le MSM ont démontré leur efficacité. Mais nous y reviendrons plus tard.

Un article paru dans *The American Journal of Medicine* en juillet 1998 porte à réflexion. On y déclare qu'aux États-Unis: «Des calculs conservateurs estiment qu'approximativement 107 000 patients sont hospitalisés annuellement pour des complications gastro-intestinales liées aux drogues anti-inflammatoires non stéroïdiennes et qu'au moins 16 500 décès sont liés aux AINS chaque année chez les arthritiques seulement.»[2] L'année suivante, dans le prestigieux *New England Journal of Medicine*, on pouvait lire sensiblement la même déclaration, mais qui ajoutait: «De plus, les statistiques de mortalité n'incluent pas les décès attribués à l'usage des AINS en vente libre.»[3] Ces chiffres sont bouleversants lorsqu'on réfléchit à ce qu'ils peuvent représenter en vies humaines si on inclut tous les consommateurs d'AINS dans le monde et qu'on multiplie par quelques années.

Les anti-inflammatoires stéroïdiens, aussi appelés corticostéroïdes (communément nommés cortisone) sont employés lorsqu'il est important de diminuer l'inflammation rapidement, et ils sont souvent indispensables lorsque la vie du patient est menacée. La sévérité des effets secondaires dépend principalement de la durée du traitement et de la dose administrée. Les conséquences de la corticothérapie à long terme peuvent être importantes: prise de poids, agitation, hypertension, diabète, pilosité excessive, œdème, fragilité de la peau, ulcères d'estomac, faiblesse musculaire, fonte musculaire, ostéoporose et nécrose osseuse (comme la tête du fémur). Administrés sous forme de comprimés, d'inhalateurs (asthme), d'injections et d'infiltrations locales (tendinite), les corticostéroïdes utilisés sous surveillance médicale ont souvent leur place dans le traitement de l'inflammation.

La morphine et la codéine sont des analgésiques puissants de la catégorie des narcotiques. La morphine, un dérivé de l'opium découvert en 1804, agit sur les systèmes respiratoire, circulatoire et digestif, mais principalement sur le système nerveux central. Ces narcotiques ont sensiblement les mêmes effets secondaires que les AINS. La morphine déprime le réflexe de la respiration, et des dosages excessifs peuvent entraîner le coma et même la mort. La morphine peut aussi causer l'accoutumance et nécessite un suivi étroit de la part du médecin.

Lorsque la quête à l'antidouleur est longue et peu efficace, il arrive souvent qu'on ajoute des adjuvants au programme du patient, tels que les relaxants musculaires, les antidépresseurs, les anxiolytiques et les antiépileptiques. Alors que le tout avait commencé par une indisposition appelée «douleur chronique» qu'on avait espoir de contrôler, la personne se retrouve enchevêtrée dans un cercle vicieux et solitaire d'effets secondaires, de fatigue provoquée tout autant par la douleur que par les médicaments, et de dépression.

Certaines douleurs persisteront sans soulagement en vue, et leurs victimes attendront avec grand courage les nouvelles découvertes de la science. Mais qu'en est-il des milliers de gens qui pourraient bénéficier d'autres approches? On parle ici des personnes souffrant d'arthrite, de fibromyalgie, de migraine, du syndrome prémenstruel, de sinusite, enfin, de tous les syndromes inflammatoires douloureux. Et si ces milliers d'individus pouvaient élargir leurs horizons et concevoir que leur douleur est une réalité qui peut être réformée? Le corps humain est un outil extraordinaire avec des capacités trop peu exploitées. Si notre style de vie passé, incluant notre alimentation, la gestion de nos émotions et le manque de temps pour soi, a influencé notre corps et l'a dirigé vers la maladie, n'est-il pas plus que probable que certains changements pourraient le ramener vers la santé? Personne n'osera dire qu'une transformation quelle qu'elle soit est facile, mais lorsque notre bien-être physique et mental en dépend, voilà une bonne incitation à se mettre au travail. Les prochains chapitres exploreront plusieurs causes possibles de l'inflammation et de la douleur si souvent inutiles, puis proposeront des solutions pour les contrer.

Chapitre 3

Notre corps en réaction

Lorsque notre voiture a un trouble mécanique, on s'attend à ce que le mécanicien, spécialiste du fonctionnement de l'automobile, fasse une inspection en profondeur jusqu'à ce qu'il découvre le problème exact, même si pour cela il doit retirer plusieurs pièces de l'auto. On n'accepterait pas qu'il se contente d'astiquer la carrosserie et qu'il nous dise que la voiture ira certainement mieux par la suite. Alors pourquoi accepte-t-on le verdict du médecin sans approfondir ni questionner son diagnostic? Si on nous suggère que la seule solution à notre douleur récurrente est la consommation d'analgésiques, qui à long terme peut s'avérer dommageable à notre santé, et que toutes les thérapies essayées ont été plus ou moins efficaces, n'est-il pas grand temps de chercher ailleurs la cause profonde de notre supplice? Il est incontestablement difficile de savoir par où commencer la recherche, et lorsqu'on est affligé d'une douleur omniprésente, cela représente un grand défi. Et si on commençait au début, pour ensuite se diriger vers une meilleure compréhension du comment et du pourquoi du processus de l'inflammation qui mène généralement à la douleur?

Les cellules sont les unités structurales de tous les organismes vivants, c'est-à-dire qu'elles constituent la base de toute matière vivante, la source même de la vie. Des cellules d'un même type se regroupent pour former les tissus (épithélial, conjonctif, musculaire, nerveux), puis des regroupements de tissus forment les organes pour accomplir une tâche déterminée. Le corps humain renferme des milliards de ces minuscules entités qui sont responsables de tous les processus vitaux. Chaque cellule a un rôle bien précis à remplir dans l'organisme et s'en acquitte fort bien lorsqu'elle est en santé.

La théorie cellulaire élaborée par des chercheurs en cytologie énonce que: «Le maintien de la vie dépend de la cellule, et l'activité d'un organisme dépend de l'activité individuelle et collective de ses cellules.»[1] Donc, si la cellule a une telle importance, il devient essentiel de connaître ce dont elle a besoin si on veut rester en santé. On sait que les conditions fondamentales pour la survie des cellules incluent l'oxygénation, les nutriments (vitamines, minéraux, acides gras, acides aminés), une bonne hydratation, une température adéquate (entre 29,5 °C et 40 °C, idéalement 37 °C) et l'évacuation des déchets.

En fait, la perte de l'homéostasie cellulaire est à l'origine de presque toutes les maladies existantes. L'homéostasie est l'état d'équilibre interne de l'organisme. Bien que l'environnement externe ait une influence sur la santé, l'environnement interne est particulièrement important. Si on résume, on peut dire que l'on est en santé lorsque les cellules remplissent leurs fonctions à un niveau optimal, et que toutes les cellules du corps communiquent efficacement entre elles. Voyons maintenant ce qui peut entraver le bon fonctionnement des cellules et, par ce fait, rendre le corps humain plus susceptible de souffrir de conditions douloureuses.

Notre corps intoxiqué

Selon l'Organisation mondiale de la Santé (OMS), des centaines de millions de kilos de produits chimiques envahissent l'environnement annuellement. Ils incluent, entre autres, les pesticides, les insecticides, les herbicides, les colorants, les agents de conservation, les matières plastiques, les métaux lourds et les produits pétroliers. Ces produits polluent l'air, l'eau ainsi que le sol et finissent par atteindre la chaîne alimentaire qui sustente l'être humain. Quand on ajoute à cette pollution environnementale des abus tels que la cigarette, les boissons alcoolisées, les médicaments, les drogues récréatives et, pour couronner le tout, un manque d'exercice, un surplus d'émotions négatives et de stress, nous voilà bien mal en point...

L'intoxication du corps survient lorsque le corps ne réussit plus à se décharger des toxines au fur et à mesure de leur arrivée. Il y a alors une accumulation de déchets. De plus, le corps génère continuellement des toxines provenant de l'intérieur, dont les déchets métaboliques et les sous-produits comme l'acide urique, lactique, pyruvique et oxalique. C'est un processus physiologique normal chez l'homme. Ces résidus sont ensuite éliminés par les émonctoires du corps que sont les intestins, le foie, les reins, les poumons et la peau.

La cellule, qui recherche l'homéostasie en tout temps, peut aussi être perturbée par les mauvaises habitudes alimentaires, la sédentarité, une fonction intestinale irrégulière, le manque d'oxygène, le contact de la peau avec un produit toxique et même les perturbations électromagnétiques ou climatiques. Si on considère que le foie à lui seul assure plus de 500 fonctions dans le corps humain et qu'il y circule 2 400 litres de sang en 24 heures, on comprend vite l'importance d'assurer le bon fonctionnement des cellules du corps. Mais avant de voir ce qu'implique une détoxication, examinons de plus près les symptômes d'intoxication.

Un surplus de toxines empêche la fonction optimale du corps humain. Un foie paresseux, des reins surtaxés, une élimination intestinale insuffisante, une acidité systémique élevée et des systèmes hormonaux déréglés ne sont que quelques manifestations d'un corps encrassé. Citons quelques signes annonciateurs qui laissent présager le besoin d'un bon nettoyage: fatigue persistante, maux de tête, teint pâle ou terne, yeux cernés ou bouffis, manque d'entrain ou d'énergie, digestion difficile, flatulence, constipation, diarrhée, courbatures, douleur musculaire et articulaire, problèmes de la peau, infections à répétition, ongles cassants, nervosité, irritabilité, troubles du sommeil, haleine désagréable, langue chargée, sudation plus odorante, démangeaisons, pertes vaginales anormales, douleur aux seins, syndrome prémenstruel, menstruations difficiles, diminution de la vue, troubles de concentration ou de mémoire et diminution de la libido. Cette gamme impressionnante de symptômes doit être adressée car, à un moment donné, la limite de toxicité tolérée par le corps sera atteinte et on aura à faire face à la maladie qui en résultera. La chronicité de ces troubles, pourtant mineurs, peut mener à l'inflammation n'importe où dans le corps, et être le début d'un syndrome plus sérieux. Plusieurs spécialistes spéculent que l'accroissement saisissant d'allergies, de cancers, de maladies auto-immunes, de maladies dégénératives et même des troubles de la santé mentale sont liés à l'intoxication du corps humain.

Le but essentiel de la détoxication est de restituer le fonctionnement physiologique normal des cellules, des tissus et des organes. Les émonctoires ou organes excréteurs — foie, intestins, reins, poumons, peau — doivent s'occuper de rejeter les déchets toxiques hors du sang et de la lymphe vers l'extérieur du corps. Lorsque les cellules auront retrouvé leur rendement normal, elles s'efforceront de préserver la santé par tous les moyens.

Ce processus de nettoyage peut s'effectuer sur une durée de quelques semaines à quelques années, tout dépendant du déséquilibre toxique atteint. Si une maladie est déjà en cours, il sera peut-être un peu plus difficile et plus long de retrouver l'équilibre recherché, mais non impossible. Tout dépendant du niveau de toxicité de l'organisme, une cure de nettoyage d'une durée de trois semaines et répétée deux fois pendant l'année pourra s'avérer suffisante, mais elle peut facilement être prolongée jusqu'à six semaines deux fois par an. Le printemps, alors que corps s'éveille engourdi après une période hivernale plus sédentaire, et l'automne, lorsqu'il se prépare à faire face à la rigueur de la saison froide, sont des moments de l'année propices à un traitement régénérateur. Pour certaines personnes, le programme pourra s'échelonner sur une plus longue période, en assurant au corps des moments de repos, encore là, tout dépendant du programme suivi.

Pour la plupart des gens, le terme «détoxication» reste très vague. En termes simples, tout ce qui soutient le corps dans l'élimination des toxines peut être englobé par cette expression. Même si le jeûne est une option pour quelques personnes, il est loin d'être obligatoire. L'idée première est de cesser l'introduction de toxines dans le corps et d'éliminer celles qui y sont déjà. Pour y parvenir, il suffit de s'assurer que la diète contient des aliments sains, tout en évitant les denrées raffinées, les gras saturés, les sucres, les boissons alcoolisées, de même que la caféine, et de boire beaucoup d'eau fraîche. Certaines personnes ajoutent à leur programme des cures de jus de légumes et de fruits ou s'abstiennent de manger de la viande pendant quelque temps. On s'assurera aussi d'éviter autant que possible le contact avec les produits chimiques. Même les produits utilisés pour l'entretien ménager sont souvent une source dangereuse de substances toxiques. Il y a maintenant sur le marché plusieurs produits écologiques très efficaces qui sont moins nuisibles à notre santé et à l'environnement.

Plusieurs plantes ont des vertus dépuratives. Utilisées seules ou combinées pour profiter de leur effet synergique, elles favorisent l'élimination des toxines. Comme Dame Nature nous offre une gamme impressionnante de plantes médicinales, il est préférable de consulter un spécialiste en phytothérapie pour nous aider à choisir des produits naturels appropriés à nos besoins.

Voici quelques plantes à utiliser pour favoriser la détoxication des différents organes, ainsi que d'autres suggestions pouvant stimuler le processus de nettoyage.

Foie et vésicule biliaire

Plantes bénéfiques: Achillée millefeuille, artichaut, betterave, boldo, chardon Marie, chicorée, épine-vinette, fumeterre, pissenlit, radis noir, romarin.

Autres suggestions: Compresses d'huile de ricin sur le foie, cure d'huile d'olive et de jus de citron pour la vésicule biliaire.

Intestins

Plantes bénéfiques: Ail, aloès *(Aloe vera)*, Cascara sagrada, citrouille, noyer noir, pensée sauvage, psyllium.

Autres suggestions: Acide caprylique, argile (bentonite), bactéries lactiques, massage abdominal.

Peau

Plantes bénéfiques: Bardane, fumeterre, noyer noir, patience, pensée sauvage, plantain, trèfle rouge.

Autres suggestions: Bain dans le sel d'Epsom ou le soda, brossage de la peau, chlorophylle, exposition au soleil (sans abus).

Poumons

Plantes bénéfiques: Consoude, fenugrec, guimauve, molène, mouron des oiseaux, raifort, réglisse.

Autres suggestions: Prendre des grandes respirations.

<u>Reins et vessie</u>

Plantes bénéfiques: Achillée millefeuille, airelles (canneberges), avoine, barbe de maïs, bouleau, buchu, busserole, chiendent, genévrier, guimauve, ortie, persil, pissenlit, prêle des champs, reine-des-prés.

Autres suggestions: Boire beaucoup d'eau fraîche.

<u>Sang</u>

Plantes bénéfiques: Bardane, chaparral, échinacée, poivre de Cayenne, trèfle rouge, vigne rouge.

Autres suggestions: Chlorophylle, drainage lymphatique, exercice.

L'exercice, aussi simple que la marche au grand air combinée à de grandes respirations, augmentera l'oxygénation des cellules, et devrait faire partie de tout programme de guérison. La suppression des déchets toxiques de l'organisme apporte souvent une amélioration marquée des états inflammatoires, et subséquemment une diminution de la douleur.

Certaines personnes devraient s'abstenir de faire une cure de nettoyage, mais dans ces rares cas, il est souvent possible d'apporter des changements favorables à l'alimentation pour promouvoir une meilleure santé. Les femmes enceintes ou qui allaitent, les gens anémiques ou d'âge avancé, et les personnes en convalescence de maladies ou de chirurgies récentes ne devraient pas entreprendre de détoxication. Les gens aux prises avec des maladies graves des reins, du foie ou du cœur et ceux prenant certains médicaments devraient aussi s'abstenir ou en discuter avec leur médecin traitant au préalable.

Par instinct de survie, le corps réagit à tout changement qui s'y passe. Par exemple, lorsqu'on abandonne du jour au lendemain la consommation de stimulants comme le café, le thé, le cola et le chocolat, le corps peut réagir par des maux de tête, des tremblements ou même un sentiment de dépression. Durant une cure de nettoyage, le corps doit éliminer une quantité importante de toxines dont l'alcool, la caféine, la nicotine, les médicaments, les agents de conservation et les additifs alimentaires. Avant que ces substances nocives soient éliminées du corps, il y a souvent un excès de toxines qui circulent dans le sang, ce qui peut causer des symptômes désagréables. Cette réaction se nomme «crise de guérison».

Habituellement, au début d'une cure de désintoxication, la personne perçoit un regain d'énergie pour quelques jours. Entre la troisième et la septième journée, voire quelques semaines plus tard pour certains, alors que la charge de déchets à acheminer vers l'extérieur du corps devient plus lourde, il arrive que l'individu subisse une aggravation temporaire de ses symptômes. Les réactions peuvent être légèrement incommodantes ou plus sévères. Certaines personnes mal avisées pensent qu'elles souffrent d'effets secondaires à la cure ou que leur condition empire, et elles arrêtent leur programme de désintoxication. Cet exemple démontre l'importance d'un suivi thérapeutique. En fait, le corps se démène pour évacuer une surcharge de détritus. Cette crise de guérison sera suivie d'une amélioration de la santé de l'individu. Bien entendu, le processus de guérison se fera graduellement selon la sévérité de l'état de départ.

Les symptômes les plus communs de la crise de guérison peuvent inclure la fatigue, légère à extrême, les maux de tête, la flatulence, le gonflement de l'abdomen, la constipation, la diarrhée, la douleur musculaire et articulaire, la nausée, l'insomnie, la fièvre légère, la miction plus fréquente ou dégageant une odeur plus forte, la congestion des sinus, l'éruption cutanée et les sautes d'humeur.

La crise de guérison indique que la désintoxication est en cours. On peut facilement faire la comparaison avec le grand ménage de la maison. Avez-vous déjà réussi à faire votre ménage sans déplacer la poussière? Il en va de même dans l'organisme, alors que toutes les fonctions corporelles s'activent pour excréter les toxines par toutes les voies d'élimination possibles: l'haleine laisse échapper une émanation fétide, les bronches et les poumons expulsent leurs déchets sous forme d'expectorations, la peau exsude une odeur acide, la sudation est plus marquée, l'intestin élimine des selles plus généreuses souvent d'odeur nauséabonde et même de couleurs variées, parfois accompagnées de mucus et d'excès de bile, alors que la miction produit une urine foncée. Bien que la désintoxication n'entraîne pas toujours des conséquences aussi remarquables, il est important d'être bien renseigné avant d'entreprendre une cure sérieuse.

La fréquence et l'intensité des crises de guérison sont habituellement proportionnelles à l'état réel de santé. C'est-à-dire que plus la maladie en cours est sérieuse, plus le chemin vers la santé sera long, comptant plusieurs paliers de rétablissement souvent précédés par une crise de guérison d'intensité variable. Les symptômes ressentis au cours des crises de guérison sont la plupart du temps des manifestations de mal-être déjà éprouvées auparavant au cours de la descente vers la maladie. Pour soutenir le corps durant ces périodes plus difficiles, il suffit de manger légèrement, de boire beaucoup d'eau fraîche, de jus frais et d'infusions, d'assurer l'élimination intestinale adéquate pour évacuer les toxines rapidement, et de s'accorder beaucoup de repos. On peut s'imaginer l'évolution du processus en visualisant la descente des marches d'un escalier à chaque nouveau symptôme (vers la maladie), alors que chaque crise de guérison représente la montée d'une autre marche vers le palier supérieur, qui est l'état de santé optimale.

Le corps aura des périodes de mieux-être entrecoupées de crises de guérison. Avec le temps, les périodes d'amélioration seront de plus en plus longues jusqu'à prendre toute la place. Très tôt dans le processus de désintoxication, alors que les cellules commenceront à se libérer de leur poison, les fonctions physiologiques se normaliseront, et des signes positifs seront déjà évidents. La personne sera récompensée par un regain d'énergie, un sommeil de meilleure qualité, une perte de poids et une régression ou disparition de plusieurs symptômes négatifs. Des suppléments de vitamines, de minéraux et de probiotiques optimiseront alors la réparation et la régénération des cellules.

Maintenant que l'on saisit mieux l'importance de maintenir nos cellules en santé par l'élimination des déchets toxiques de l'organisme, essayons de découvrir la provenance de ces toxines. La compréhension du fonctionnement du corps humain est un apprentissage sans fin, mais en l'explorant graduellement on apprend à mieux le respecter et à prévenir sa dégénérescence.

L'acidité: une question d'équilibre

De nos jours, on entend souvent parler d'équilibre acido-basique ou d'un pH équilibré. Mais de quoi s'agit-il exactement? L'équilibre acido-basique est l'équilibre qui doit exister dans notre organisme entre les substances acides et les substances alcalines (basiques). C'est un système de régulation que l'organisme utilise pour garder l'homéostasie, cet état d'équilibre interne essentiel à la santé. Le pH est un système de mesure de l'acidité ou de l'alcalinité d'une solution qui va de 0 à 14. Plus le chiffre est bas, plus la solution est acide, plus il est élevé, plus la solution est alcaline. Un pH de 7,0 est considéré comme neutre.

L'organisme a besoin d'un pH équilibré pour maintenir une bonne fonction métabolique et assurer sa santé. Le maintien de l'équilibre acide-base est soigneusement réglé par les reins et les poumons, ainsi que par les systèmes tampons qui constituent un système de défense du corps. Notre corps tend par tous les moyens à sa disposition à garder le pH sanguin entre 7,35 et 7,45, ce qui est légèrement alcalin. Une personne risque de mourir si son pH sanguin s'écarte de plus de quelques dixièmes d'unité de ces limites. Lors d'un cas grave, un pH sanguin acide ou acidose réduit l'activité du système nerveux à un point tel que le coma survient, puis la mort. De même, un pH élevé mène à l'alcalose causant une surexcitation du système nerveux qui se traduit par une nervosité extrême, des convulsions, et souvent la mort suite à un arrêt respiratoire. Bien que les conséquences d'un très léger déséquilibre acido-basique soient moins draconiennes, on comprend que même une petite variation puisse provoquer toute une gamme de symptômes désagréables.

Comme notre corps est un instrument finement ajusté, il est programmé pour rééquilibrer en priorité le pH sanguin. Pour ce faire, il puise dans les tissus organiques les minéraux alcalins nécessaires au réajustement du pH. Il s'agit là du système tampon. Ainsi, le corps n'hésitera pas à s'approprier le calcium venant de l'alimentation ou même des os et des dents, pour rajuster un pH trop acide. Il en va de même pour le sodium, le potassium et le magnésium, tous des minéraux alcalins, qui seront empruntés des organes vitaux et des os pour tamponner un surplus d'acidité et l'éliminer du corps sans dégâts. Si cette tendance se poursuit abusivement, le corps se déminéralisera, et s'ensuivront plusieurs troubles de santé. D'un autre côté, les acides en excès étant corrosifs, ils sont dommageables pour les tissus, ce qui peut résulter en un état inflammatoire et des lésions.

Notre corps tend naturellement vers l'acidité, et nos habitudes alimentaires ainsi que notre mode de vie stressé l'encouragent. Pour réussir à maintenir un équilibre acido-basique sain, il est essentiel de connaître les causes de l'acidose. On peut mettre le blâme sur la prise de médicaments, la consommation d'alcool, le tabagisme, le stress, le surmenage, l'apport hydrique insuffisant, le manque d'exercice, le manque d'oxygénation, l'élimination insuffisante par les reins et la peau, la pollution, une carence en minéraux et, surtout, une alimentation trop riche en aliments aux résidus acides. Il faut mentionner que le fonctionnement organique produit lui aussi des déchets acides. Lorsque le corps est sain et que les émonctoires éliminent les toxines au fur et à mesure, l'équilibre acido-basique est maintenu. Les problèmes surviennent lorsque l'entrée d'acidité est plus grande que ce dont le corps peut se décharger.

> *Résumé d'acidose : L'alimentation acide, le stress, le surmenage, les émotions négatives et le manque d'oxygénation causent un excès d'acidité dans le sang. La surcharge induite par ces toxines dans l'organisme provoque un stockage d'acidité dans les tissus et une déminéralisation due à l'effet de tamponnage, ce qui entraîne des symptômes tant physiques que psychiques, et engendre des maladies dégénératives.*

Tandis que l'organisme s'acidifie, certains symptômes s'installent graduellement et le corps devient un terrain propice pour de nombreuses maladies (à noter qu'un même symptôme peut avoir différentes causes). Voici une liste de troubles pouvant résulter de l'acidose systémique :

Fatigue persistante, manque d'entrain et d'endurance;

Problèmes de sommeil;

Troubles de concentration;

Maux de tête, migraines;

Tendance à être déprimé;

Nervosité, attaques de panique;

Ulcères sur les lèvres ou dans la bouche;

Gencives enflammées, caries et déchaussement des dents;

Dents sensibles au froid, au chaud et aux aliments acides;

Cheveux ternes, perte de cheveux;

Affections cutanées — peau sèche, fissures aux doigts;

Ongles cassants, striés, tachés de blanc;

Crampes ou spasmes musculaires, courbatures;

Douleur aux articulations, ostéoporose, rhumatismes;

Brûlures au rectum à la défécation;

Constipation;

Trouble de la vessie, miction douloureuse;

Sensibilité accrue à la douleur;

Nez qui coule sans raison apparente;

Moins de résistance aux infections — rhume, bronchite, sinusite;

Troubles digestifs tels qu'aigreurs d'estomac, ballonnements, calculs biliaires, maux de ventre;

Réactions allergiques ou immunologiques;

Problème de poids;

Extrémités froides, frilosité;

Goutte.

Lorsque le surplus d'acides n'est pas éliminé par les organes d'élimination, et que le tamponnage est insuffisant pour les neutraliser, ils sont entreposés dans les tissus, les articulations, les muscles et les artères. On sait d'ailleurs que la majorité des maladies chroniques s'accompagne d'une tendance à l'acidose. L'excès de toxines acides irrite et enflamme les tissus et, s'il persiste, il mènera vers la destruction de ces derniers. Il s'ensuivra alors le début de divers syndromes douloureux comme les troubles rhumatismaux.

D'après Christopher Vasey, auteur du livre *L'équilibre acido-basique*, l'acidose est un facteur aggravant de l'inflammation des articulations (os, cartilage, tendons, muscles). Elle cause la déminéralisation et la fragilisation des articulations par le prélèvement de minéraux basiques pour neutraliser les acides. Ces grandes quantités de minéraux basiques encrassent les émonctoires du corps. Si leur élimination est insuffisante, ils finissent par s'accumuler et peuvent former des dépôts comme les calculs biliaires ou urinaires. Selon cet auteur, la douleur articulaire est augmentée en cas d'acidose, car on sait que la sensibilité à la douleur est accrue en terrain acide.[2]

Notre diète contient des aliments acides et des aliments alcalins. On pense reconnaître les aliments acides à leur goût, mais l'explication n'est pas aussi simple. Les aliments producteurs d'acides sont ceux dont la digestion laisse un résidu acide. Comme plusieurs aliments acides forment la base nutritive de notre alimentation, il n'est pas possible de les éliminer. Il faut plutôt en réduire la consommation et augmenter la consommation d'aliments alcalins. On considère qu'une assiette devrait être remplie aux trois quarts par des aliments alcalins et le reste par des aliments acides. Par exemple, une portion de viande (acide) pour un adulte moyen devrait pouvoir tenir dans la paume de sa main.

Parmi les aliments acidifiants, on retrouve: le sucre sous toutes ses formes, la farine blanche, les huiles raffinées, les viandes, la charcuterie, la volaille, le poisson, les fromages (plus fort, plus acide), le lait, les œufs, les légumineuses, les céréales, l'alcool, le café, le thé, le cacao, les noix excepté l'amande et les aliments au goût acidulé.

Parmi les aliments alcalinisants ou générateurs de résidus basiques, on retrouve: la plupart des légumes riches en minéraux dont les verts (laitue, chou, haricot vert, brocoli), les colorés (carotte, betterave, courge), la pomme de terre, la banane, l'amande, les fruits secs, la châtaigne, l'avocat, les algues, le lait maternel et les tisanes.

Certaines personnes ont une plus grande tendance à l'acidité que d'autres. Pour elles, une période de vie stressante ou un surmenage pourra perturber le fragile équilibre. Ces personnes, comme toutes celles à tendance acide, bénéficieront d'une modification de la diète vers une alimentation plus alcaline, d'une détoxication pour faciliter l'élimination des déchets par les émonctoires, d'exercices préférablement au grand air pour améliorer l'oxygénation, de repos ainsi que de suppléments alimentaires riches en minéraux alcalins.

Bien que l'on mentionne plus souvent l'acidose, il faut signaler qu'une alcalinité trop élevée peut aussi causer des problèmes dans l'organisme. En plus des troubles tragiques mentionnés antérieurement, l'alcalose peut entraîner de la faiblesse, des difficultés respiratoires, une digestion paresseuse, des troubles intestinaux comme la constipation, une fragilité du système urinaire, ainsi que des problèmes immunitaires et du système nerveux.

Une façon simple de connaître notre situation acido-basique est de vérifier notre pH urinaire à l'aide de bandelettes réactives disponibles en pharmacie et dans plusieurs magasins de produits naturels. Il s'agira alors d'ajuster notre alimentation et d'appliquer quelques changements à notre style de vie pour voir des résultats étonnants.

Finalement, il ne faudrait pas négliger le pouvoir des émotions sur l'équilibre acido-basique. Les émotions négatives telles que la haine, la frustration, l'agressivité, le mensonge et la colère sont certainement des éléments acidifiants, alors que l'amour, la joie de vivre, l'harmonie des sens, le calme, la vérité, la générosité et la paix sont sûrement plus alcalinisants. Toutes formes de prière, de méditation, d'imagerie sereine, en fait, tout ce qui aide à positiver les émotions peut être très bénéfique pour retrouver l'équilibre.

L'allergie alimentaire

Un nombre remarquable et semble-t-il toujours croissant de gens souffrent d'allergies ou d'intolérances alimentaires. Les symptômes liés à l'ingestion de certains aliments peuvent être importants; c'est surtout le cas avec l'allergie véritable, alors que d'autres manifestations sont plus subtiles. Ces allergies et intolérances alimentaires sont tellement difficiles à déceler que beaucoup d'individus souffrent inutilement depuis des années sans se douter que la cause première de leurs problèmes de santé passe par leur assiette ou même par l'air qu'ils respirent. Les allergies peuvent affecter tous les systèmes du corps et imiter n'importe quelle maladie.

Bien des personnes ayant souffert d'une réaction à une certaine substance vont déclarer qu'elles y sont allergiques, mais ce n'est pas toujours le cas. Il y a une différence entre «allergie» et «intolérance». L'allergie est une réponse inappropriée ou exagérée du système immunitaire à une substance normalement inoffensive pour le corps. Les poils d'animaux, la poussière, le pollen, la piqûre d'un insecte, les additifs alimentaires et les aliments peuvent tous causer une réponse allergique. Voyons de plus près l'allergie alimentaire. La réaction allergique a lieu lorsque le système immunitaire réagit à la présence de la protéine de l'aliment ingéré. Les anticorps attaquent cette protéine allergène qu'ils considèrent comme un intrus, ce qui cause des réactions.

Les symptômes d'une allergie alimentaire peuvent être spontanés ou apparaître quelques minutes ou quelques heures, voire possiblement quelques jours après l'ingestion. Un rapport de Santé Canada explique: «Les effets immédiats sont généralement une rhinite allergique (rhume des foins), l'asthme, un choc anaphylactique (un choc généralisé du système qui affecte de nombreux organes et risque de mettre en jeu la vie de la personne), de graves vomissements ou une diarrhée violente. Les effets à retardement sont souvent très subtils et peuvent se présenter sous forme de lésions cutanées, de respiration difficile, de dépression, de fatigue, de douleurs et de malaises.»[3]

Les aliments les plus susceptibles de causer des réactions allergiques sont les produits laitiers, le blé et les céréales contenant du gluten, les arachides, les noix, le soja, le maïs, les œufs, les oranges, le poisson et les crustacés. Les additifs comme le glutamate monosodique, les sulfites et la tartrazine sont aussi souvent à l'origine d'une crise allergique. Il est également important de noter que si une personne réagit à un aliment, il est fort possible qu'elle réagisse semblablement à un autre aliment de la même famille botanique. Par exemple, la carotte, le céleri, le fenouil et le cumin sont de la famille des ombellifères, donc si la carotte cause des problèmes, il faudra être prudent avec les trois autres aliments.

Une intolérance alimentaire peut être responsable d'une multitude de symptômes désagréables semblables aux symptômes allergiques, mais habituellement la réaction est moins intense, et sans risque de choc anaphylactique. Bien que l'aliment ou l'additif alimentaire non toléré suscite une réaction, les mécanismes du système immunitaire n'interviendront pas. L'intolérance alimentaire est beaucoup plus fréquente que l'allergie véritable. Contrairement à l'allergie qui peut être déclenchée aussi facilement que par l'odeur de l'allergène en question, les symptômes d'intolérance surviennent lorsque l'aliment incommodant est consommé de façon répétitive ou en grande quantité.

Il est parfois malaisé de déterminer si les symptômes sont causés par une allergie ou une intolérance, mais les spécialistes s'accordent à dire que les aliments peuvent définitivement être en cause dans plusieurs conditions. Nous utiliserons le terme allergie pour faciliter la lecture. D'après l'allergologue James C. Breneman, alors que certains symptômes apparaissent rapidement, comme les brûlures d'estomac dans les 30 minutes à 3 heures suivant l'ingestion de l'aliment problème ou les maux de tête dans les 2 à 6 heures, certaines manifestations se feront attendre jusqu'à 72 heures, comme c'est le cas des douleurs musculaires et des ulcères buccaux. La fatigue est aussi un symptôme très courant qui peut apparaître soit immédiatement, soit de 6 à 24 heures plus tard. Il faut prendre en considération que chaque individu réagit différemment.

Bien entendu, il ne faut pas décréter que tous les symptômes maladifs sont causés par les allergies, mais on sait que la chronicité allergique peut affaiblir le système immunitaire et faciliter le développement d'une maladie dégénérative. Par exemple, l'intolérance au gluten sans suivi diététique a des répercussions dégénératives importantes telles que décrites dans mon livre *L'intolérance au gluten*.

Plusieurs études confirment que tous les organes du corps peuvent être affectés par les allergies. On note plus d'une centaine de symptômes et de conditions dont certains sont implicitement douloureux. Ainsi s'ajoutent à la liste des signes allergiques les plus connus: la névralgie, la migraine, l'arthrite, la douleur musculaire et articulaire, la bronchite, la sinusite, l'asthme, l'angine de poitrine, les infections d'oreilles, l'œdème des chevilles, les crampes et douleurs abdominales, l'ulcère duodénal, l'eczéma, les douleurs au cou et au dos, la dysménorrhée (menstruation douloureuse), la sclérose en plaques, le diabète, la dépression et l'énurésie.

Plusieurs médecins, dont le Dr James Breneman, confirment un lien entre l'allergie au maïs, au blé, au porc, aux produits laitiers ou aux œufs et l'arthrite. Ces aliments semblent aggraver, sinon déclencher la crise arthritique, et les symptômes peuvent apparaître jusqu'à 42 à 72 heures après la consommation de l'aliment. Certains arthritiques insistent que les membres de la famille des solanacées, dont la tomate, la pomme de terre, l'aubergine, le poivre de Cayenne et le piment, aggravent leurs symptômes. Il en va de même pour la migraine, dont les facteurs déclencheurs sont, entre autres, le chocolat, les fromages forts, le vin blanc, le soja, l'acide aminé tyramine et le glutamate monosodique. Les recherches médicales ont maintenant établi une corrélation importante entre les allergies alimentaires ou environnementales et plusieurs conditions de mal-être, et on se questionne à savoir à quoi les allergies peuvent nous mener. Certains suspectent même une relation entre l'allergie et le cancer, que ce soit comme facteur causal ou aggravant.

Il existe certains tests pour dépister les allergies, mais ils sont moins fiables lorsqu'il s'agit d'allergies alimentaires. Bien entendu, si on a déjà eu une réaction grave à un aliment, on l'élimine immédiatement du régime. On peut utiliser la diète d'élimination pour détecter les aliments problématiques. Si on suspecte un aliment spécifique, on l'élimine complètement de la diète pendant trois semaines. On le rajoute ensuite à l'assiettée pendant quatre jours et on surveille les réactions. Puis on répète la procédure. Si vous vous sentez mieux chaque fois que vous éliminez cet aliment et plus mal lorsque vous l'ajoutez à votre régime, il y a de fortes chances que vous y soyez intolérant ou allergique.

N'est-ce pas réjouissant de penser qu'un changement à la diète pourrait nous débarrasser d'un trouble douloureux qui nous harcèle? Plusieurs livres ont été écrits sur le sujet des allergies alimentaires et peuvent s'avérer des guides valables à consulter.

Les métaux lourds

Certains métaux ou minéraux essentiels se trouvent naturellement dans le corps humain et jouent un rôle primordial dans les processus biochimiques. Ces oligoéléments, bien que présents en très faible quantité dans le corps, sont tout à fait indispensables aux activités métaboliques. Par exemple, un niveau optimal de fer prévient l'anémie, et le zinc, de son côté, participe à une centaine de réactions enzymatiques.

De nos jours, l'homme est de plus en plus exposé aux métaux lourds libérés dans l'air, l'eau, la nourriture et par l'utilisation de nombreux produits chimiques. Ils pénètrent dans le corps par les voies respiratoire, digestive et cutanée. Si les métaux lourds s'accumulent dans les tissus sans être éliminés au fur et à mesure, un état de toxicité s'installera peu à peu. Certains métaux lourds peuvent entraîner des conséquences néfastes même à partir d'une infime quantité. D'autres saturent les tissus du corps (cellules graisseuses, système nerveux central, os, cerveau, glandes, cheveux) sur une plus longue période, finissant par être responsables d'une gamme incroyable de symptômes. L'effet toxique varie d'une personne à l'autre selon l'âge (les enfants et les personnes âgées sont plus à risque), le statut nutritionnel, la capacité d'élimination et la santé en général.

Plusieurs études confirment que les métaux lourds peuvent induire des dysfonctionnements dans tous les systèmes du corps, sans exception. Ils provoquent ainsi une multitude de réactions chez l'être humain. Les métaux lourds peuvent, entre autres, inhiber l'activité enzymatique (incluant les enzymes et coenzymes nécessaires à la détoxication), produire des radicaux libres et des troubles immunitaires, augmenter l'acidité sanguine, altérer le code génétique, détériorer le système nerveux, augmenter les réactions allergiques, agir comme antibiotique pouvant détruire les bactéries tant bénéfiques que pathogènes, et remplacer les minéraux essentiels dans les réactions biochimiques.

Les métaux lourds préparent effectivement le terrain acide qui contribue à l'inflammation des artères et des tissus, et ce, même si le corps se défend vaillamment pendant un certain temps, par exemple, en fournissant du calcium pour rétablir l'équilibre du pH sanguin. Plus les recherches se précisent, plus les métaux lourds sont blâmés pour leur part dans le développement ou l'aggravation de maladies dégénératives telles que le cancer, la sclérose en plaques, l'arthrite dont l'arthrite rhumatoïde, la sclérodermie, le parkinson et la maladie d'Alzheimer. On constate qu'un surplus de cuivre est susceptible de provoquer les maux de tête prémenstruels et a possiblement un lien avec la sclérodermie. La douleur arthritique peut être occasionnée par un empoisonnement au cadmium ou au mercure, alors qu'un excès de plomb peut être lié à l'hyperactivité chez les enfants et à la sclérose en plaques. Des niveaux élevés de cuivre et de fer sont cités comme responsables de migraines et même de schizophrénie. Depuis plusieurs années, la corrélation entre l'aluminium et la maladie d'Alzheimer contribue à soulever une vive controverse. Malheureusement, certains de ces dommages risquent d'être irréversibles.

La liste suivante énumère quelques métaux lourds, leurs sources ainsi que les signes et symptômes qu'ils peuvent causer chez l'être humain :

Aluminium

Sources: Additifs alimentaires, antiacides, antisudorifiques, casseroles et ustensiles, certains médicaments, conserves en boîtes, eau du robinet, papier d'aluminium, levure chimique (poudre à pâte), rouge à lèvres.

Signes et symptômes: Colite, démence, dommage aux reins, douleur et faiblesse musculaires, fragilisation des os (ostéoporose), gastroentérite, œsophagite, relation avec maladie d'Alzheimer et parkinson, troubles neurologiques, rénaux et hépatiques.

Arsenic

Sources: Aliments pour animaux, alliage et fonderie de métal, antibiotiques donnés au bétail, bois traité, charbon, eau du robinet, fongicides, fumée d'échappement de l'auto, fumée de cigarette, herbicides, insecticides, poisons pour rats, poissons et fruits de mer.

Signes et symptômes: Brûlures de la bouche et de la gorge, cancer de la peau, du foie, de la vessie et des poumons, convulsions, crampes ou douleurs musculaires, douleur abdominale, lésions cutanées, mal de tête, neuropathie (maladie du système nerveux), névrite (inflammation des nerfs).

Cadmium

Sources: Aliments si sol contaminé, piles au nickel et cadmium, boissons gazeuses, café et thé instantanés, eau du robinet, foie et reins d'animaux, fongicides, fruits de mer, fumée de cigarette, mines, peintures, pesticides, pneus, pollution de l'air (industries).

Signes et symptômes: Anémie, arthrite rhumatoïde, calculs rénaux, cancer des poumons et de la prostate, dommage aux reins et au foie, douleur articulaire, douleur au sternum, au bas du dos et aux jambes, emphysème, fatigue chronique, hypertension, lésions buccales, maladies cardiaques et auto-immunes, migraine, ostéoporose.

Mercure

Sources: Amalgames dentaires, certains cosmétiques, certains laxatifs, composantes électriques, eau du robinet, fongicides, insecticides, lumières fluorescentes, peintures récentes, pesticides, poissons, pollution de l'air, thermomètre.

Signes et symptômes: Anémie, arthrite, cécité, colite, convulsions, dermatite, dommage aux nerfs, douleur abdominale, douleur articulaire, engourdissement et picotements des extrémités, gingivite, goût métallique dans la bouche, hypertension, maux de tête, sclérose en plaques, ulcères buccaux.

<u>Plomb</u>

Sources: Aliments cultivés dans zone industrielle, piles, céramique, colorants à cheveux, encre d'imprimerie, eau du robinet, fumée d'échappement, fumée du tabac, insecticides, munitions, pollution de l'air, sol, pesticides, soudure, vieilles peintures.

Signes et symptômes: Anémie, avortement spontané, douleur abdominale, douleur aux os, douleur musculaire généralisée, faiblesse, fatigue, goutte, hyperactivité chez l'enfant, mauvais goût dans la bouche, maux de tête, problèmes neurologiques, sclérose en plaques (possible), vomissements.

Chez l'être humain, les métaux lourds sont détectés par l'analyse de sang, d'urine et de selles. La teneur en minéraux-métaux des cheveux reflète les éléments déficients ou en excès dans le corps. L'analyse des cheveux est offerte par plusieurs laboratoires indépendants et est capable de déceler les métaux lourds. Si ces toxines nocives sont découvertes, il s'agira de détoxiquer le corps en stimulant ses voies d'élimination, tout en étant suivi par un médecin ou thérapeute compétent, car l'évacuation des métaux lourds doit se faire par étapes graduelles afin d'éviter les complications de santé.

Lorsqu'on considère le large inventaire des symptômes répertoriés, il semblerait judicieux de s'enquérir de la présence de métaux lourds dans notre corps comme cause possible de toute souffrance pernicieuse et récurrente.

La déshydratation

On estime que 75 % de la population de l'Amérique du Nord est chroniquement déshydratée, c'est-à-dire que les gens ne boivent pas les huit verres d'eau par jour recommandés par les médecins. Pourtant, l'eau est l'élément le plus essentiel à la survie après l'oxygène. L'organisme est constitué d'environ 70 % d'eau, et elle est le principal fluide au sein de la cellule. L'eau joue un rôle vital dans presque toutes les fonctions du corps; entre autres, elle assure une bonne digestion et circulation, elle régularise la température du corps, elle est essentielle aux réactions enzymatiques et hormonales, à l'absorption des nutriments et à l'élimination des déchets.

Est-ce possible qu'il y ait une relation entre le manque d'eau dans l'organisme et certaines conditions douloureuses? Dans son livre intitulé *Votre corps réclame de l'eau*, le Dr Fereydoon Batmanghelidj affirme que la déshydratation chronique est la cause sous-jacente de plusieurs maladies. Selon lui, les premiers signes de déshydratation incluent la soif, l'urine foncée, la fatigue, l'irritabilité, l'anxiété, l'agoraphobie, la dépression, les rages de nourriture et les allergies. Si la soif persiste, les signaux du corps se feront plus criants, et la personne souffrira de douleur dyspeptique et de brûlures d'estomac, de constipation, de migraine, d'angine de poitrine, de douleur au dos, de douleur articulaire (arthrite rhumatoïde), de douleur fibromyalgique, de colite et d'hypertension. Il explique que si le problème continue à long terme, le stress d'une déshydratation prolongée pourra mener à l'hypercholestérolémie, l'insuffisance cardiaque, la fatigue chronique, le cancer, la sclérose en plaques, l'ostéoarthrite, l'ostéoporose, l'accident cérébro-vasculaire et la maladie d'Alzheimer. Le Dr Batmanghelidj encourage l'ingestion d'au moins 2,5 litres d'eau par jour et affirme que cette solution peut être suffisante pour soulager la douleur dans plusieurs cas.

Quand on parle de déshydratation, peu de gens se sentent concernés. On pense plutôt à une situation grave où on n'a pas accès à de l'eau, comme lorsqu'on est perdu en forêt, ou pire encore, dans le désert. Pourtant, si on considère que le corps évacue 2,5 litres d'eau par jour sous forme d'urine, de sueur, de vapeur d'eau par les poumons et de liquides dans les selles, il semble raisonnable de remplacer cette perte liquidienne.

Dans son livre *L'eau: source vitale de votre santé*, Christopher Vasey énumère plusieurs perturbations liées à une déshydratation chronique: la fatigue et le manque d'énergie à cause du ralentissement de l'activité enzymatique, la constipation, les désordres digestifs, l'altération de la tension artérielle, la gastrite et les ulcères d'estomac, les problèmes respiratoires, l'obésité (la soif étant confondue avec la faim), les troubles inflammatoires de la peau (les toxines moins diluées seront plus irritantes), les infections urinaires, les douleurs articulaires et le vieillissement prématuré (perte d'eau tissulaire). Le manque d'eau est aussi responsable d'un déséquilibre acido-basique qui mène à l'acidification de l'organisme et, par conséquent, à une augmentation de l'inflammation et de la douleur.

La sensation de soif peut être absente si elle a été ignorée à répétition, ou chez les personnes âgées, chez qui elle a tendance à décroître. Il sera alors important de s'assurer de boire de 2 à 2,5 litres d'eau par jour, ce qui assurera une bonne hydratation et permettra de rééduquer le corps à ressentir la soif. L'alcool, le thé et le café sont diurétiques et ne sont pas recommandés comme sources d'eau. Il faut privilégier l'eau pure et les infusions qui ne sont pas diurétiques.

Le sucre

Un nombre important d'études démontrent qu'une consommation excessive de sucre est liée directement ou indirectement à plusieurs troubles de santé. Malheureusement, cette substance à saveur si douce nuit à la santé, à un tel point qu'on la compare souvent à une drogue légale, de par sa capacité à créer l'accoutumance.

Le sucre affaiblit le système immunitaire et prédispose les gens aux infections et aux allergies. Il agit comme immunosuppresseur; la consommation de sucre inhibe la réponse immunitaire du corps pour les 6 à 8 heures qui suivent, laissant le corps avec peu de défense contre les agents pathogènes. Si on considère que le sucre fait partie de chaque repas et collation d'une grande partie de la population, on comprend vite que les cellules immunes assoupies seront peu efficaces à combattre les agressions virales, parasitaires, bactériennes, et encore moins celles des cellules cancéreuses.

Le sucre stimule l'appétit et, de ce fait, encourage les excès de table et l'obésité. Lorsqu'on consomme du sucre, le pancréas s'active à produire et à libérer plus d'insuline. Une hyperstimulation répétée du pancréas épuise cette glande importante et peut conduire à l'hypoglycémie. Les glandes surrénales, aussi considérées comme les glandes anti-stress du corps, seront vite affligées et fatiguées, ce qui mènera à d'autres symptômes désagréables dont la fatigue chronique. Le sucre a une grande part de responsabilité dans un nombre étonnant de conditions de santé bien documentées, notamment l'augmentation du risque de certains cancers, l'élévation du taux de triglycérides, la diminution de la production d'anticorps, la prolifération de *Candida albicans*, l'hypertension, l'insuffisance rénale et les maladies gastro-intestinales.

On estime que les Nord-Américains consomment en moyenne 59 kilogrammes (130 livres) de sucre chaque année. Ceci n'est guère étonnant quand on calcule qu'une cannette de 12 onces de boisson gazeuse en contient de 8 à 12 cuillérées à thé, et que 1 cuillérée à soupe de ketchup en compte 1 cuillérée à thé. Le sucre se cache partout, étant un élément peu coûteux avec un goût de «revenez-y»; on le retrouve même dans des ingrédients pourtant peu sucrés au goût tels que la mayonnaise, le beurre d'arachide, le sel, les plats surgelés et les sauces. On doit aussi mentionner la farine blanche qui, même si elle n'est pas un sucre, se convertit rapidement en sucre simple dans le corps; par exemple, une tranche de pain blanc égale environ 1 cuillérée à thé de sucre. Le sucre prend plusieurs appellations telles que dextrose, fructose, glucose, maltose, sucrose, sirop de maïs, sirop de riz et malt d'orge. À son état naturel, la canne à sucre fournit des vitamines B et des minéraux, incluant le chrome, mais le processus de raffinage du sucre détruit les oligoéléments et les enzymes. Lorsqu'on mange du sucre dit «raffiné», le corps doit puiser dans ses réserves de calcium, magnésium, phosphore, chrome, zinc, manganèse, cuivre et cobalt pour le métaboliser. Cette situation peut éventuellement mener à une carence en minéraux dans l'organisme et à un déséquilibre biochimique. Les rages de sucre peuvent être contrôlées en ajoutant à votre diète des suppléments de vitamines B (surtout B_5 et B_6), vitamine C, chrome, magnésium, manganèse et zinc.

Dans son livre *Lick the Sugar Habit*, Nancy Appleton énumère 124 façons par lesquelles le sucre peut ruiner votre santé. Elle cite plusieurs conditions inflammatoires et douloureuses auxquelles le sucre semble contribuer: l'acidification du tractus digestif, l'augmentation du risque d'ulcères duodénal et gastrique, de la maladie de Crohn et de la colite ulcéreuse, l'arthrite, l'asthme, les calculs biliaires et rénaux, l'appendicite, la sclérose en plaques, les hémorroïdes, le diabète, l'athérosclérose, les maladies de Parkinson et d'Alzheimer, les maux de tête et les migraines, la dépression, la goutte et les troubles prémenstruels. Comme il est reconnu que les maladies dégénératives prennent plusieurs années à se créer dans le corps, l'élimination du sucre raffiné de la diète pourrait être un pas important vers la prévention du processus de dégénérescence.

Les premiers édulcorants artificiels sont apparus sur le marché voilà plus de 30 ans, et il en existe maintenant plusieurs. Ces faux sucres sont grandement appréciés par les gens qui doivent surveiller leur apport glycémique, comme les diabétiques et ceux qui veulent perdre du poids. En vérité, ces sucres synthétiques entretiennent le goût du sucré et certains stimuleraient même l'appétit. L'aspartame est un exemple d'un succédané du sucre que l'on retrouve dans des milliers de produits alimentaires incluant les boissons gazeuses, la gomme à mâcher, le yogourt, les friandises, les confitures, les vinaigrettes, de même que dans plusieurs médicaments et suppléments de vitamines.

On retrouve des édulcorants de synthèse commercialisés sous différents noms:

L'aspartame a un pouvoir sucrant de 150 à 200 fois supérieur à celui du sucre. Ce produit n'est pas recommandé aux gens souffrant de phénylcétonurie et d'épilepsie.

Le sucralose est fabriqué à partir de sucre ordinaire et de chlore avec un pouvoir sucrant 600 fois supérieur au sucrose (sucre blanc).

Les cyclamates sont autorisés comme édulcorants de table seulement et interdits dans la production d'aliments au Canada. On les trouve aussi dans certains médicaments. Dérivés du benzène, les cyclamates sont associés à certains cancers. Ils ont un pouvoir sucrant de 30 fois supérieur au sucre. Ils sont déconseillés durant la grossesse en raison de leurs risques potentiels.

La saccharine est vendue comme édulcorant de table seulement et interdite dans la production d'aliments au Canada. La saccharine a un pouvoir sucrant de 400 fois supérieur au sucre. On l'associe avec certains cancers depuis bien des années et, pour cette raison, on la déconseille à la femme enceinte.

L'acésulfame de potassium (AceK) est l'édulcorant le plus récent. Il a un pouvoir sucrant de 200 fois supérieur au sucre. Les gens qui suivent un régime à faible teneur en potassium ou qui sont allergiques aux sulfamides doivent consulter leur médecin avant d'en consommer.[4]

Tous ces succédanés du sucre ont suscité de nombreuses interrogations sur le plan de la santé depuis des années. Un grand nombre de plaintes a été enregistré portant sur un large inventaire de symptômes. Alors que l'on connaît la fragilité de la cellule humaine, la base même de la vie, il est facile de concevoir que ces produits artificiels comportent des risques assurés pour la santé. Par exemple, on associe à l'aspartame plus de 90 symptômes documentés, dont les maux de tête et les migraines, les convulsions, les spasmes musculaires, la douleur musculaire, la prise de poids, les attaques de panique, l'acouphène, la douleur des jointures, la douleur abdominale et l'arythmie cardiaque. On suggère d'ailleurs fortement que l'aspartame puisse être un facteur déclencheur ou aggravant de maladies comme la sclérose en plaques, l'épilepsie, le parkinson et la fibromyalgie. On prétend même que certaines personnes auraient des faux diagnostics de sclérose en plaques parce qu'elles continuent d'utiliser l'aspartame sans se douter que ce produit puisse causer des symptômes similaires.

Le sucre devrait avoir peu de place dans notre alimentation de tous les jours, et les édulcorants de remplacement encore moins. On devrait plutôt satisfaire notre dent sucrée par un fruit juteux. Lorsqu'on élimine le sucre de notre diète, on redécouvre les goûts merveilleux des aliments.

Candida albicans

Candida albicans est une levure qui se trouve normalement dans l'organisme humain en petite quantité. Elle est présente sur la peau et presque partout dans le corps, à partir de la bouche, sur toute la longueur du tractus gastro-intestinal jusqu'au rectum, sans oublier le système urinaire et reproducteur. Son rôle est d'assister le corps dans le processus de décomposition des déchets organiques. Les levures sont très prolifiques. Lorsque la flore intestinale est saine, les bactéries lactiques maintiennent les bactéries pathogènes, les parasites, les moisissures et les levures à un nombre sans danger pour la santé.

La candidose est la conséquence d'une prolifération anormale de *Candida albicans* dans l'intestin. Cet état survient à la suite d'un déséquilibre de l'homéostasie du corps, surtout chez la personne dont le système immunitaire est déjà affaibli. L'usage répété d'antibiotiques, la pilule contraceptive, les corticostéroïdes, une diète riche en sucre et pauvre en éléments nutritifs, la pollution et le stress sont tous des éléments prédisposant le corps à la candidose. Les levures passent alors de la forme unicellulaire à la forme mycélienne. À ce stade, elles ont de longs filaments qui leur permettent de s'enraciner dans la muqueuse de l'intestin, les rendant plus dangereuses et plus résistantes. Sous cette forme mycélienne, le champignon est capable de traverser la paroi intestinale et de pénétrer dans la circulation sanguine, causant une multitude de symptômes désagréables très difficiles à diagnostiquer.

Comme la levure *Candida albicans* est présente dans tous les systèmes du corps, les séquelles de sa prolifération peuvent se manifester à tous les niveaux, tant cutané, digestif, urinaire, cardiaque que nerveux. Il est à noter que les effets nuisibles pour le corps sont surtout causés par les déchets toxiques produits par les levures dont l'acétyldéhyde. Par conséquent, dans la longue liste de symptômes qu'on lui confère, on trouve une augmentation des allergies alimentaires et respiratoires dont l'asthme, des troubles urinaires et reproducteurs chez l'homme et la femme, la fatigue chronique, la dépression, mais aussi toute une gamme de conditions inflammatoires: conjonctivite, otite, sinusite, laryngite, bronchite, mal de tête et migraine, ulcère, endométriose, névrite, maladie de Crohn, phlébite, douleur articulaire et musculaire, arthrite, maux de dos, psoriasis et bien d'autres. Bien que toutes ces conditions ne soient pas nécessairement causées par la candidose, celle-ci peut être un facteur aggravant non négligeable.

Dans son livre *The Yeast Connection and the Woman*, le Dr William G. Crook écrit que la levure *Candida albicans* pourrait être une des causes, voire la cause majeure de certaines maladies et conditions, entre autres la sclérose en plaques, la maladie de Crohn, la sinusite, la sclérodermie, l'arthrite rhumatoïde, l'eczéma, le lupus érythémateux et l'asthme. Ce livre cite plusieurs témoignages de médecins et patients convaincus qu'il existe une connexion importante entre la candidose et plusieurs troubles de santé sérieux.

Pour contrôler le candida et restaurer une symbiose saine entre les micro-organismes de l'intestin, on doit procéder par étapes. Comme le candida prolifère en présence de sucre et d'hydrates de carbone, la première étape du traitement s'applique à affamer la levure en soutirant de l'alimentation tout ce qui la nourrit ainsi que les aliments allergènes. On évite si possible les antibiotiques, les corticostéroïdes et les anovulants. Simultanément, on détruit la levure à l'aide de produits naturels comme l'acide caprylique, l'ail, l'extrait de pépin de pamplemousse, ou de médicaments conventionnels sur ordonnance du médecin. À ce stade, on assurera la désintoxication du corps pour éviter une surcharge de déchets dans l'organisme. Les herbes dépuratives, l'exercice modéré et une bonne hydratation aident le corps à mieux supporter le surplus de travail. Le sevrage de certains aliments, tels que le sucre, et la destruction de la levure peuvent provoquer des symptômes semblables à la crise de guérison. La réaction de Herxheimer indique en fait que le traitement choisi est efficace. Il faudra aussi combler les carences nutritionnelles en portant une attention particulière au système immunitaire et refaire la flore intestinale.

Bien que ce traitement demande de la persévérance (de 6 à 12 mois), les résultats sont souvent surprenants. On voit disparaître des symptômes désagréables que l'on traînait depuis des années, incluant la fatigue accablante, les douleurs inexpliquées et même les kilos de gras superflus. Néanmoins, les témoignages positifs des gens concernant des conditions douloureuses telles que l'arthrite, la fibromyalgie, la colite, l'endométriose et la cystite interstitielle restent encore les plus impressionnants.

Ce chapitre illustre bien les nombreux pièges alimentaires susceptibles de déstabiliser le fragile équilibre du corps humain. L'intoxication, qu'elle ait une ou plusieurs causes, ébranle toujours le pouvoir vital de l'organisme et résulte trop souvent en des conditions inflammatoires qui s'installent doucement, jusqu'à ce qu'un jour la chronicité soit bien établie et que de vivre avec la douleur semble la seule façon de subsister. Dans le prochain chapitre, nous verrons les changements à apporter à notre alimentation pour donner à notre précieux véhicule terrien toutes les chances de mieux-être.

CHAPITRE 4

L'alimentation à la rescousse

L'alimentation joue un rôle primordial dans le maintien de la santé et dans la prévention des maladies. La nourriture fournit aux cellules du corps le carburant nécessaire pour l'exécution de leurs fonctions. Le choix de nos aliments a donc forcément des répercussions directes sur notre santé. On associe souvent le fait de bien se nourrir à la consommation d'une grande quantité d'aliments. Pourtant, on sait que les Nord-Américains, qui ont accès à toute la nourriture nécessaire, souffrent plus que jamais de maladies dégénératives de toutes sortes. La prévalence de l'obésité et du diabète, qui augmente constamment, en est un exemple largement médiatisé. Un régime équilibré met l'accent sur la qualité des aliments plutôt que sur la quantité.

Les cellules de notre corps sont capables de synthétiser certains nutriments essentiels, mais l'alimentation fournit les éléments manquants; c'est ce travail d'ensemble qui assure le bon fonctionnement du corps. Une nutrition saine garantit un apport suffisant de vitamines et de minéraux, d'acides gras essentiels et de protéines. Voyons ensemble l'importance de certains facteurs diététiques dans la prévention de la douleur et de l'inflammation.

Manger selon son groupe sanguin

Le régime équilibré doit être composé d'aliments de bonne qualité pour fournir une quantité suffisante d'éléments nutritifs essentiels. Une bonne digestion et une bonne assimilation de la nourriture sont indispensables pour maintenir la santé. Pour atteindre ce but, on éliminera de la diète tout aliment auquel on est allergique ou intolérant. On sait par exemple que les parois de l'intestin grêle d'une personne souffrant de la maladie cœliaque sont endommagées par le gluten et que celui-ci doit être strictement éliminé pour favoriser la guérison et l'absorption des nutriments. De même, le lait est indigeste chez les gens intolérants au lactose qui ne fabriquent pas assez de lactase, l'enzyme nécessaire à sa digestion.

Peter J. D'Adamo, docteur en naturopathie, chercheur et conférencier, a poursuivi les recherches commencées par son père, James D'Adamo, plus de 30 ans plus tôt. Ce dernier avait observé chez ses patients une corrélation entre les groupes sanguins, l'alimentation et l'état de santé, qu'il a d'ailleurs décrite dans son livre intitulé *One Man's Food* publié en 1980. Son fils décida d'approfondir ses recherches. Il découvrit que lors de la digestion, le corps avait des réactions chimiques différentes pour un même aliment selon le groupe sanguin (O, A, B, AB). Plusieurs aliments provoquaient un processus d'agglutination semblable à celui qui se produit en présence d'un antigène intrus, mais pas nécessairement chez tous les groupes sanguins à la fois. Il conclut qu'un aliment exerçant une action néfaste sur les cellules sanguines d'un groupe pouvait être bénéfique à celles d'un autre. D'après Peter D'Adamo, lorsqu'on mange un aliment contenant des lectines incompatibles avec son groupe sanguin, elles peuvent interférer avec la digestion, le métabolisme et le système immunitaire, et ainsi contribuer à plusieurs maladies.

Les lectines sont des protéines aux propriétés agglutinantes contenues dans les aliments. Ces substances protéiques sont susceptibles d'interagir avec les antigènes de surface des cellules de l'organisme pour provoquer un processus d'agglutination. Du côté positif, les lectines peuvent intercepter des bactéries et des parasites dans notre corps en les «collant» ensemble, aidant ainsi le système immunitaire à se défendre. Les lectines ont donc des caractéristiques bénéfiques et nuisibles. Du côté négatif, lorsqu'on consomme un aliment contenant des lectines incompatibles avec nos antigènes sanguins, elles s'attaquent à l'un de nos organes ou à tout un système (digestif, urinaire, etc.) et continuent à «coller» ou agglutiner des cellules sanguines. Le système immunitaire réussit généralement à neutraliser 95 % des lectines, mais près de 5 % de celles-ci traversent la paroi intestinale pour arriver à la circulation sanguine, où elles attaquent et détruisent les globules blancs et rouges et ouvrent la porte à certains problèmes de santé. Les lectines peuvent être responsables d'inflammations intestinales qu'on confond souvent avec des allergies alimentaires. Selon l'organe ou le système ciblé, on trouvera des troubles de santé différents, dont plusieurs réactions inflammatoires.

Le D^r D'Adamo stipule que l'adoption d'un protocole nutritionnel convenant à son groupe sanguin pourrait prévenir bon nombre d'affections bactériennes et virales, aider à gérer son poids, améliorer la lutte contre des maladies potentiellement mortelles telles que le cancer, le diabète et les maladies cardiovasculaires, de même que ralentir le processus de vieillissement. Voici un survol des différents groupes sanguins.

Le groupe O, qui tolère bien une diète riche en protéines animales, doit éviter les lectines des produits laitiers et de certaines céréales, notamment celles du blé et du maïs et de certaines légumineuses. Les personnes de ce groupe ont tendance aux manifestations inflammatoires telles que les douleurs musculaires et articulaires, l'ulcère, la fibromyalgie et l'arthrite. L'exercice physique intense leur est profitable.

Les individus du groupe A ont un système digestif sensible et devraient avoir un régime alimentaire essentiellement végétarien. Les lectines de la viande et des produits laitiers ne leur conviennent pas. Ils sont plus à risque de maladies cardiovasculaires et de cancers. Les exercices doux comme le yoga et le taï chi leur sont favorables.

Le groupe B a plus de flexibilité sur le plan diététique. Les produits laitiers sont généralement excellents pour les gens de ce groupe. Pour eux, les lectines du poulet, du sarrasin, du maïs et du blé sont les plus redoutables. Le groupe B est plus sujet aux maladies auto-immunes, dont la sclérose en plaques, le lupus et la fatigue chronique. L'exercice modéré comme la marche et la natation leur convient bien.

Le groupe AB peut tolérer un régime assez varié, mais il est un peu complexe car il rassemble certains points du groupe A et B. Par exemple, comme le groupe A, il a de la difficulté à digérer la viande, mais comme le groupe B, une certaine quantité de celle-ci lui est nécessaire. Les lectines à éviter par le groupe AB sont, entre autres, celles du poulet, du blé et du sarrasin. Les personnes de ce groupe sanguin sont prédisposées à l'anémie, au cancer et aux maladies cardiovasculaires. Des exercices doux et modérés comme la marche, le cyclisme et la natation leur sont profitables.

Comme les conseils du Dr Adamo préconisent un régime sain et équilibré selon chaque groupe sanguin, et qui de plus soutient le système immunitaire et soulage les conditions inflammatoires, il peut être intéressant d'en faire l'essai. Des milliers de témoignages positifs appuient ses recherches, d'ailleurs étalées sur plusieurs décennies.

Les combinaisons alimentaires

De nos jours, alors qu'un grand nombre d'approches diététiques vantent chacune leurs bénéfices, il devient difficile de savoir laquelle choisir. Bien manger est important pour tout le monde, mais devient essentiel pour les gens malades ou souffrant de conditions dégénératives. Pour guider notre choix, la diète devrait suivre quelques points de base:

> Inclure des fruits, légumes, grains entiers, légumineuses, poisson et viande maigre et limiter la consommation d'aliments raffinés;

> Encourager l'élimination des toxines de l'organisme;

> Aider à maintenir un poids santé et à augmenter l'énergie vitale;

> Contenir tous les éléments nutritionnels essentiels à une bonne santé.

Se nourrir selon les combinaisons alimentaires est une méthode appréciée par les gens souffrant de flatulence, constipation, troubles digestifs, goutte, maux de tête ou migraines, obésité, somnolence après les repas, et par ceux dont le corps est affaibli par la maladie. Bien des gens prônent cette façon de faire pour diminuer l'inflammation dans le corps. Les personnes souffrant de maladies intestinales telles que la maladie de Crohn et la colite ulcéreuse voient souvent leurs symptômes diminuer à la suite de ce changement diététique.

Dès le début du XXe siècle, le Dr William Howard Hay s'est guéri de sérieux problèmes de santé en changeant sa façon de se nourrir. Cette nouvelle méthode de combiner les aliments a ensuite été employée avec succès chez ses patients. Plusieurs auteurs, dont Herbert M. Shelton et Harvey Diamond, ont continué de populariser cette manière de s'alimenter.

Les bonnes combinaisons alimentaires rendent la digestion plus facile, ce qui laisse au corps plus d'énergie pour effectuer ses autres fonctions. On sait que les fruits séjournent dans l'estomac pendant un laps de temps très court comparativement aux protéines qui sont plus longues à digérer. Les protéines nécessitent un environnement acide pour leur digestion qui dure de 2 à 4 heures, alors que les hydrates de carbone (féculents, sucres et fruits) requièrent un milieu alcalin et moins de temps, soit de 30 à 45 minutes. Donc, si les féculents et les protéines sont mangés ensemble, il n'y aura pas assez d'acide pour digérer les protéines efficacement et trop d'acide pour continuer la décomposition alcaline des féculents. La digestion complète des deux aliments pourrait prendre jusqu'à 8 heures, occasionnant peut-être des symptômes déplaisants. Bien que les critères de combinaisons alimentaires varient selon les auteurs, voici certaines règles de base très simplifiées qui sauront améliorer la digestion pour bien des gens:

> Manger les fruits seuls, 30 minutes avant un repas ou 2 heures après. Prévoir 45 minutes pour la banane, qui est plus amidonnée.

> Les féculents (pain, riz, pâtes, patates, légumineuses à l'exception du soja) s'harmonisent bien avec les légumes.

> Les protéines (viande, volaille, noix, produits laitiers, œuf, soja) s'harmonisent bien avec les légumes. On prendra de préférence une seule source de protéines à la fois.

> Ne pas manger les protéines avec les féculents, les fruits ou les sucres.

> Il est préférable de limiter la consommation de sucre, sinon on le consommera comme collation de 2 à 3 heures après un repas.

Le pouvoir des enzymes digestives

Les enzymes sont des catalyseurs de nature protéique qui régularisent toutes les fonctions biochimiques du corps humain. Il existe un nombre impressionnant d'enzymes, et chacune remplit une tâche très spécifique. Toutes les fonctions de chaque organe du corps dépendent d'enzymes, même notre habilité de voir, de penser et de respirer.

On distingue deux catégories d'enzymes dans l'organisme: les enzymes métaboliques qui sont responsables du fonctionnement de chaque cellule dans tous les tissus et organes du corps (réparation, détoxication, énergie, etc.), et les enzymes digestives sécrétées par le pancréas qui contribuent à la dégradation des protéines (protéase), des hydrates de carbone (amylase) et des graisses (lipase). Les aliments crus comme les fruits et légumes contiennent les enzymes nécessaires à leur digestion.

Les enzymes digestives assurent la digestion et l'assimilation des nutriments essentiels, ainsi que l'élimination des déchets métaboliques. De plus, elles réduisent et préviennent l'inflammation, renforcent le système immunitaire, assistent la guérison des blessures, promeuvent la circulation sanguine et optimisent le niveau d'énergie et d'endurance.

Plusieurs recherches mènent à croire que la sécrétion d'enzymes pancréatiques diminue avec l'âge, et qu'une diète souvent moins que parfaite puisse épuiser la réserve d'enzymes digestives. Ce problème atteint une population de plus en plus jeune, souvent même tôt dans la quarantaine, comme semble le confirmer l'augmentation des plaintes digestives dans ce groupe d'âge. De même, les études ont démontré qu'une carence en enzymes digestives peut contribuer à l'apparition de nombreuses maladies et conditions dégénératives.

La thérapie enzymatique est maintenant utilisée pour traiter les allergies, l'obésité, les ulcères, la candidose, le psoriasis, l'arthrite, la sclérose en plaques, le diabète, le cancer, les maladies intestinales, les blessures sportives et l'inflammation chronique. Il y a deux façons de maintenir et de réapprovisionner notre banque d'enzymes: manger plus d'aliments crus et prendre quotidiennement un supplément d'enzymes digestives. Les gens souffrant d'ulcères ou prenant certains médicaments doivent opter pour une formule enzymatique sans acide chlorhydrique.

Les acides gras essentiels

Les lipides sont divisés en trois catégories: les gras saturés, monoinsaturés et polyinsaturés. Ils contribuent à l'absorption des vitamines liposolubles A, D, E et K, fournissent une énergie appréciable et servent de précurseurs à différentes hormones. Il existe deux familles d'acides gras polyinsaturés, soit les omégas-6 ou acide linoléique et les omégas-3 ou acide alpha-linolénique. Ce sont les acides gras dits «essentiels» qui doivent provenir de l'alimentation, car notre organisme est incapable de les fabriquer. Les acides gras essentiels (AGE) sont les précurseurs des prostaglandines, qui sont des substances hormonales impliquées dans le bon fonctionnement des systèmes circulatoire, immunitaire, épithélial et dans le processus anti-inflammatoire. Ils maintiennent aussi l'intégrité de toutes les cellules du corps en les recouvrant d'une mince pellicule de gras qui protége son contenu, tout en permettant les échanges avec l'extérieur.

Expliqué simplement, les prostaglandines ont des propriétés ambivalentes ou contraires. Les prostaglandines dérivées des omégas-6 encouragent la prolifération des cellules, l'inflammation et l'agrégation des plaquettes, ce qui peut entraîner la formation de caillots, alors que les prostaglandines dérivées des omégas-3 opposent ces effets. Si l'on prend l'exemple d'une blessure, la réponse inflammatoire doit faire partie de la guérison, mais lorsque cette phase est terminée, il est important que l'inflammation cesse. Voilà d'où proviennent souvent les complications, car la diète d'aujourd'hui a engendré un déséquilibre entre les deux acides gras essentiels, fournissant beaucoup plus d'oméga-6 que d'oméga-3. Or, pour être en bonne santé, les deux acides gras sont nécessaires, mais dans une bonne proportion.

De nombreuses études s'accordent à dire qu'un surplus d'oméga-6 et une déficience d'oméga-3 dans les tissus seraient liés à des problèmes de santé, notamment les maladies cardiovasculaires, la thrombose, les inflammations chroniques et certains cancers (côlon, sein, prostate). Les gras oméga-6 étant plus disponibles dans l'alimentation humaine que les omégas-3, il est facile de dépasser le ratio idéal, qui serait d'après les experts 2-3:1. Les omégas-3 auraient des effets anti-inflammatoires et seraient très bénéfiques aux gens souffrant de la maladie de Crohn, colite ulcéreuse, côlon irritable, lupus, arthrite rhumatoïde, ostéoarthrite, bursite, allergies, syndrome prémenstruel, hyperactivité chez l'enfant, eczéma, psoriasis, diabète, en plus des maladies citées ci-dessus.

On trouve des gras oméga-6 en abondance dans la diète: la plupart des huiles — soja, carthame, maïs, chanvre, onagre et tournesol —, les noix, les graines, les céréales, la viande, le lait et les œufs en contiennent. Les sources d'oméga-3, par contre, sont moins accessibles: les graines de citrouille, les graines et les huiles de lin et de chanvre, l'huile de canola, les noix de Grenoble, les poissons d'eau froide (saumon, sardine, maquereau, hareng, thon), les fruits de mer et le krill. L'ajout d'acides gras oméga-3 à la diète est un facteur de santé pour tous, mais il devient tout à fait essentiel si on souffre d'une condition inflammatoire.

Les antioxydants

Les antioxydants sont des substances capables de neutraliser ou de réduire les dommages causés par les radicaux libres dans l'organisme. On estime que le corps subit chaque jour plus de 10 000 assauts des radicaux libres. Ce sont des molécules d'oxygène qui ont perdu un électron et qui circulent dans l'organisme à la recherche de l'électron manquant. Les radicaux libres cherchent à rétablir leur équilibre en s'emparant d'un électron de n'importe quelle molécule à proximité, provoquant des lésions aux cellules saines (dégradation de la membrane cellulaire, destruction du collagène, dommage à l'ADN). Les sources de radicaux libres sont nombreuses, en commençant par la respiration (ce qui est normal), l'âge (car les cellules fonctionnent moins bien avec le temps), le tabagisme, l'exposition à la pollution, au soleil et aux radiations, les substances chimiques (herbicides, pesticides, peintures, métaux lourds), les agents de conservation, les additifs alimentaires, les médicaments, les gras rances et le stress.

Une production excessive de radicaux libres et une quantité insuffisante d'antioxydants pour y faire face seraient à l'origine de nombreuses pathologies. Les radicaux libres en trop grand nombre peuvent contribuer aux cancers, aux maladies cardiovasculaires, à l'arthrite, aux cataractes et à bien d'autres maladies inflammatoires et dégénératives. Un surplus de radicaux libres accélère aussi le vieillissement.

Les antioxydants de sources internes et externes protègent les cellules en s'interposant entre les molécules saines et les radicaux libres, auxquels ils offrent leurs propres électrons. On spécule que les antioxydants pourraient freiner quelque peu les mutations de l'ADN, entraînant ainsi un ralentissement du processus de détérioration des cellules. L'alimentation fournit ces facteurs protecteurs contre l'agression radicalaire. Les vitamines A, C, E, le bêta-carotène, le zinc et le sélénium font partie des antioxydants naturels les plus connus. Ils travaillent en synergie pour assurer la défense cellulaire et maintiennent les cellules en santé en neutralisant les radicaux libres et les déchets toxiques qui pourraient abîmer les tissus. D'autres substances aux vertus antioxydantes ont été découvertes au fil des ans. On vante maintenant régulièrement les bienfaits des bioflavonoïdes, des caroténoïdes, de la coenzyme Q10 et des polyphénols du thé vert. Plusieurs études confirment que certains antioxydants sont de très bons anti-inflammatoires sans les effets secondaires souvent néfastes des médicaments.

Les antioxydants suivants jouent un rôle très important dans le maintien d'une bonne santé.

Bioflavonoïdes

Propriétés: Renforcement des capillaires, accélération de la guérison des blessures, amélioration de la circulation sanguine, prévention des allergies, propriétés anticancéreuses, antivirales et anti-inflammatoires. Ils incluent la quercétine, les proanthocyanidines, la rutine et l'hespéridine.

Sources: Extraits de pépins de raisin, extrait de pin maritime, agrumes, abricot, bleuet, canneberge, cerise, raisin, courge, oignon, brocoli, persil, tomate, sarrasin, thé noir et vert, vin rouge.

Caroténoïdes

Propriétés: Famille du bêta-carotène, du lycopène — dérivé de la tomate qui a des propriétés anticancéreuses —, de la lutéine et de la zéaxanthine qui aident à prévenir la dégénérescence maculaire. Les caroténoïdes ont démontré des propriétés anti-inflammatoires.

Sources: Tous les fruits et légumes colorés jaunes, oranges et rouges: épinard, courge, patate douce, chou frisé, carotte, ciboulette, poireau, citrouille, tomate, orange, cantaloup.

Coenzyme Q10

Propriétés: Rôle majeur dans la production d'énergie à l'intérieur de la cellule, assurant le bon fonctionnement du cœur, régularisant la tension, propriétés anticancéreuses et anti-inflammatoires.

Sources: Sardine, maquereau, saumon, porc, abats d'animaux, épinard, huile de soja, arachide, graines de sésame, noix, algues, légumineuses.

Polyphénols

Propriétés: Anti-inflammatoires, anti-allergènes et anticancéreuses. Ils s'opposent à la destruction du cartilage.

Sources: Vin, thé noir et vert, café, bière, chocolat, huile d'olive, pomme, poire, fraise.

Glutathion

Propriétés: Propriétés anticancéreuses et anti-inflammatoires, réduction du cholestérol, prévention de l'arthrite, du diabète, de la dégénération musculaire, désintoxication du foie et des cellules, etc. Il s'agit de l'un des antioxydants les plus importants à l'intérieur de la cellule.

Sources: Pamplemousse, fraise, cantaloup, orange, tomate, légumes à feuilles vertes, brocoli, asperge, noix, graines, Ginkgo biloba, chardon Marie, ginseng sibérien, extrait de pépins de raisin, peau du raisin.

Il existe aussi différents types d'antioxydants produits par le corps, autrement dit, de source interne. Il s'agit d'enzymes antioxydantes qui travaillent à l'élimination des radicaux libres: la glutathion-peroxydase, la superoxyde dismutase (S.O.D.) et la catalase. Leur travail nécessite l'aide de cofacteurs tels que le cuivre, le manganèse, le magnésium, le sélénium et les vitamines A, C et E. La cystéine et le glutathion, deux acides aminés, participent à la fabrication de la glutathion-peroxydase. D'autres nutriments, dont la méthionine, la glutamine, l'acide alphalipoïque, les protéines de petit-lait et le sélénium contribuent à augmenter les niveaux de glutathion dans l'organisme; cet élément est considéré comme l'antioxydant interne le plus important.

On sait que le taux sanguin de glutathion baisse de 17 % entre l'âge de 40 et 60 ans, et qu'une carence de cette enzyme augmente de 33 % la probabilité de souffrir d'une maladie chronique. De plus, une alimentation riche en matières grasses épuise les réserves de glutathion.[1] Par conséquent, on peut dire que l'efficacité de notre système immunitaire dépend du niveau de glutathion dans le corps. D'après le Dr Frédéric Le Cren dans son livre intitulé *Les oxydants, la révolution du XXIe siècle*, on a dressé une liste de plus de 200 maladies où le taux de glutathion était très bas. On comprend encore une fois l'importance d'une alimentation équilibrée et variée pour arriver à sustenter le corps dans ses multiples besoins.

Les vitamines et les minéraux

Une merveilleuse synergie existe dans le corps humain. En effet, les vitamines et les minéraux ont chacun des rôles précis à jouer dans l'organisme pour assurer le bon fonctionnement de l'ensemble de tous nos systèmes. Les valeurs de références officielles, ou apport quotidien recommandé (AQR), des vitamines et des minéraux visent à prévenir certaines maladies, par exemple, la vitamine C pour éviter le scorbut, et non à combler des besoins spécifiques pour atteindre la santé optimale. En réalité, des doses plus élevées sont nécessaires selon les conditions de vie (tabagisme, pilule contraceptive, grossesse, stress) et l'état de santé actuel. On doit aussi savoir qu'un excès de certaines vitamines ou minéraux peut causer un déséquilibre d'un ou plusieurs nutriments. Tel est le cas pour le zinc et le cuivre, dont le ratio idéal est de 10:1; une carence en zinc peut entraîner une plus grande assimilation du cuivre, car ils sont fortement antagonistes, et inversement, un excès de zinc peut provoquer une carence en cuivre.

On sait maintenant que les vitamines A, C et E, de même que le zinc et le sélénium, ont des vertus antioxydantes et anti-inflammatoires. D'autres éléments nutritifs ont des rôles importants à jouer dans la prévention et le traitement des conditions inflammatoires, et travaillent souvent en association. Prenons le calcium comme exemple. Le calcium travaille conjointement avec le magnésium; son assimilation est favorisée par l'ingestion de vitamine D et de phosphore et par la pratique régulière d'une activité physique. Pour assurer l'absorption optimale du calcium, on devra donc éviter les carences de vitamine D, de magnésium et de phosphore, de même que l'exposition au plomb et la consommation d'alcool, de café et de thé. Une diète riche en protéines diminue aussi l'assimilation de ce minéral. De plus, le calcium est moins bien absorbé lorsque l'estomac ne produit pas suffisamment d'acide chlorhydrique. Comme vous pouvez le voir, il n'est pas si simple de savoir quelle quantité de calcium est réellement assimilée par l'organisme. Une carence en calcium se manifeste par des crampes musculaires, l'insomnie, la nervosité, la douleur dans les articulations, l'ostéoarthrite, l'ostéoporose et une augmentation de tension artérielle.

Il est donc crucial d'évaluer notre alimentation, de prendre une formule complète de vitamines et de minéraux, et d'y ajouter les nutriments manquants qui visent précisément notre condition de santé. Pour nous aider à mieux comprendre l'interaction entre les vitamines et les minéraux dans le corps, voyons quelques groupements d'éléments nutritifs qui s'unissent pour mieux combattre la douleur et l'inflammation.

Le magnésium, important pour son rôle dans la contraction musculaire et la production d'hormones, dont les prostaglandines, travaille conjointement avec les vitamines B_1 et B_6.

Le potassium collabore avec le sodium au bon fonctionnement des systèmes nerveux et musculaire. Plus on absorbe de sodium (sel), plus on doit consommer de potassium. De fortes carences en potassium peuvent se manifester par une faiblesse musculaire, particulièrement chez les personnes prenant des diurétiques, des laxatifs ou des corticostéroïdes de façon prolongée.

L'un des premiers symptômes d'une carence en manganèse est la douleur articulaire. Le manganèse intervient dans la formation des mucopolysaccharides, composants des cartilages. Son grand pouvoir antioxydant aide à combattre l'inflammation et la faiblesse musculaire. Le manganèse a une propension synergique vers les vitamines C et E, alors que les excès de fer, de phosphore et de calcium lui sont antagoniques.

Le sélénium, puissant antioxydant, en plus d'être essentiel à la fabrication du glutathion, agit en corrélation avec les vitamines C et E. Il semble diminuer les symptômes de l'arthrite et les douleurs musculaires, et jouer un rôle dans la prévention de certains cancers.

Le cuivre possède des propriétés anti-inflammatoires et est utile dans la lutte contre l'arthrite, l'anémie et les maladies de la peau. Une carence en cuivre peut amener une carence en fer.

Le bore est un minéral peu connu qui participe au métabolisme du calcium, du magnésium, du phosphore, du potassium et de la vitamine D. Il est donc important dans la prévention des troubles de l'ossature, dont l'ostéoporose et les problèmes arthritiques.

La vitamine B_5 ou acide pantothénique est nécessaire pour fabriquer le cortisol, l'hormone anti-inflammatoire de l'organisme.

La vitamine B_6 travaille en synergie avec le zinc pour soulager le syndrome prémenstruel.

On a maintenant une meilleure compréhension de l'importance de bien doser les vitamines et minéraux pour éviter tant la carence que l'excès, qui peut s'avérer aussi dangereux. Par exemple, un excès de vitamine B_6 (pyridoxine) peut endommager les nerfs périphériques et causer un engourdissement quelquefois diagnostiqué comme un symptôme de sclérose en plaques. Un bilan sanguin complet et l'assistance d'un professionnel de la santé sont des outils indispensables pour voir clair en cet imbroglio.

Les stérols et les stérolines sont des lipides ou graisses végétales qui sont présents dans les fruits et légumes, les fruits de mer, les graines et les noix crues, ainsi que leurs huiles. Communément nommés les phytostérols, ils aident, confirment plusieurs études, le corps à se défendre contre la maladie et le vieillissement. On leur confère des propriétés antioxydantes, anti-inflammatoires, hormonales et anticancérogènes. Ils semblent agir comme des modulateurs du système immunitaire. Des études démontrent que les stérols et stérolines inhibent la sécrétion des cytokines pro-inflammatoires, entraînant une réduction de certains facteurs responsables de l'inflammation (interleukine-6 et facteur onconécrosant alpha). Comme ils sont bénéfiques au système immunitaire, ils sont recommandés pour toute une panoplie de conditions incluant l'allergie, l'arthrite rhumatoïde, la fibromyalgie, l'herpès, le lupus, la sclérose en plaques, la maladie de Crohn, les maladies de la peau, les infections virales et bactériennes, le zona, etc.

Les probiotiques

Les probiotiques sont des bactéries non pathogènes très bénéfiques à notre santé; elles sont présentes dans les flores intestinale et vaginale. Les probiotiques, appellation qui signifie «pour la vie», contrôlent la prolifération des bactéries nuisibles et assurent l'équilibre de la flore intestinale, soit environ 85 % de bactéries non pathogènes pour 15 % de bactéries nuisibles. Les bactéries «amies» représenteraient environ un kilogramme de notre poids corporel. Elles facilitent la digestion et l'élimination, participent à la fabrication des vitamines A, B (rôle important dans le contrôle de la douleur) et K, agissent comme des antibiotiques naturels contre certaines infections virales et bactériennes, ainsi que contre la levure

Candida albicans, et protègent contre les toxines comme les radiations et les polluants.

En stimulant la défense immunitaire, les probiotiques permettent de mieux combattre l'infection et l'inflammation, surtout par la production de vitamine C et d'interleukine (une protéine sécrétée par les lymphocytes et qui active la réaction immunitaire).

Les antagonistes des bactéries «amies» sont le sucre, les aliments raffinés, l'alcool, le tabac, le stress, les antibiotiques, les stéroïdes, la pilule contraceptive et la vaccination. Une supplémentation de ces bactéries lactiques peut grandement améliorer la santé; on trouvera des combinaisons de souches différentes, incluant, entre autres, les *Lactobacillus* et les *Bifidobacterium*.

Varier les aliments

La plus grande frustration à laquelle les gens se heurtent lorsqu'ils décident d'améliorer leur alimentation est le manque de choix, car lorsqu'on supprime les aliments raffinés, ceux aux calories vides, trop sucrés, trop salés ou trop gras, il semble qu'il ne reste plus rien à se mettre sous la dent. C'est à ce moment qu'il faut partir à la découverte de nouveaux aliments. En variant son alimentation, on multipliera les bienfaits nutritifs. Une diète équilibrée devrait procurer de 20 à 25 % de protéines, de 50 à 60 % d'hydrates de carbone et de 20 à 30 % de gras. Il s'agit d'apprendre la valeur nutritive et la préparation d'un aliment pour pouvoir mieux l'apprécier.

Comme la nature fait bien les choses, le règne végétal nous offre une sélection de fruits et légumes aussi débordants de couleurs que de nutriments. Prenons par exemple l'avocat, un fruit qui est souvent accusé à tort d'être riche en cholestérol; en fait, il renferme plutôt des acides gras essentiels très bénéfiques, dont les omégas-3 et les omégas-6. En plus, il fournit une sélection incroyable d'éléments nutritifs incluant les vitamines A, B, C, E et K, ainsi que certains minéraux tels que le magnésium, le cuivre, le fer, le calcium et le potassium. Étonnamment, il contient aussi tous les acides aminés essentiels, dont le glutathion, ce puissant antioxydant décrit antérieurement. Le connaître, c'est l'apprécier.

Continuant sur le même ton, chaque bulbe d'ail contient plus de 400 constituants chimiques dont une douzaine d'antioxydants. En plus de diminuer le cholestérol et la tension artérielle, il combat l'infection et les virus. Il est aussi recommandé pour les troubles de claudication intermittente, un trouble circulatoire causant de la douleur aux jambes. La carotte, que l'on connaît si bien pour son bêta-carotène, est aussi riche en vitamines C, E et en acide folique et, tout comme le céleri, aide à éliminer l'acide urique dans les cas de goutte. Le brocoli gagne à être mieux connu. Il contient deux fois plus de vitamine C qu'une orange, du calcium, du sélénium et regorge d'antioxydants dont le glutathion, la quercétine et la lutéine. Le chou et le chou chinois ont des propriétés anti-inflammatoires et antirhumatismales et aident à prévenir l'ostéoporose. Le chou frisé contient, entre autres, de la lutéine et de la zéaxanthine, utiles à la prévention de la dégénérescence maculaire. La coriandre est un aromate de la famille de la carotte qui soulage l'inflammation, la douleur rhumatismale et les céphalées. Le fenouil contient l'antioxydant quercétine et est recommandé pour les troubles digestifs, ainsi que pour les gens suivant des traitements de chimiothérapie ou de radiation. Les fruits, les légumes, les noix, les graines, les légumineuses et les céréales offrent un assortiment nutritif diversifié au goût de tous les palais et pour tous les états de santé.

CHAPITRE 5

S'aider soi-même

L'effort soutenu exigé pour faire face à la douleur tend à épuiser l'individu. Il est donc important que chaque personne expérimente différentes techniques simples aptes à lui procurer un moment de répit. On sait que les signaux de douleur sont transmis le long de la fibre nerveuse vers la moelle épinière, puis vers le cerveau. Il arrive que le corps libère certaines substances chimiques, dont les endorphines, qui empêchent le message de douleur d'arriver au cerveau. L'endorphine, comparable à la morphine naturelle, inhibe la sensation de douleur. Différents facteurs stimulant la production d'endorphines dans le corps incluent la pensée positive, les émotions, le rire, la relaxation, des stimuli externes tels que l'application de chaleur ou de froid, le massage et l'exercice physique.

Les bienfaits de l'exercice

Lorsqu'on a mal, notre premier réflexe est de bouger le moins possible pour ne pas aggraver la douleur. Pourtant, l'inactivité physique est souvent le pire des chemins à suivre. Exception faite des blessures récentes qui nécessitent une courte période de repos selon les recommandations d'un médecin, l'exercice modéré stimule les différentes fonctions de l'organisme (cardiaque, pulmonaire, digestive, circulatoire), accélère le métabolisme, ce qui assure l'élimination des toxines, et peut même éloigner les affres de la dépression. De plus, l'activité physique ralentit la déminéralisation osseuse, alors que l'inactivité l'accélère. Un regain d'énergie et un sommeil plus réparateur assureront un regard plus positif sur la vie en général.

Au début de tout programme d'entraînement, il est très important d'y aller doucement en respectant sa capacité physique, mais de s'y astreindre quotidiennement, en augmentant progressivement la durée et l'intensité de l'exercice. Cette approche sera plus motivante que de trop en faire dès le début, causant ainsi un surplus de douleur inutile. Avant toute chose, on réchauffera les muscles en pratiquant quelques exercices d'étirement. Les meilleures formes d'exercice sont celles qui vous enthousiasment. La marche, la natation, la bicyclette, le yoga, le taï chi sont d'excellents choix. Les exercices de musculation sont aussi très importants pour combattre l'ostéoporose.

Saviez-vous que la marche aide à contrôler la tension artérielle, augmente le niveau de bon cholestérol, diminue le stress, accroît le sens de bien-être et l'énergie, stimule la perte de poids, soulage la dépression et améliore l'estime de soi?

Le système lymphatique joue un rôle particulièrement important dans l'élimination des déchets des tissus. Comme ce système n'a pas de pompe, contrairement au sang qui est pompé par le cœur, la lymphe est transportée grâce aux contractions musculaires, d'où l'importance de l'activité physique. Le fait de rebondir, même légèrement, sur un mini-trampoline offre tous les avantages des autres exercices, mais il est aussi accessible aux gens souffrant de conditions où le mouvement est très douloureux, comme c'est le cas chez certains arthritiques. De plus, cet exercice ne cause pas de stress supplémentaire aux jointures. Il semble que même s'asseoir sur un mini-trampoline pendant qu'une autre personne le fait rebondir est bénéfique à la santé du corps.

Cet exercice permet de réduire l'inflammation en stimulant le système lymphatique. Voici ce qui se passe dans un cas d'arthrite. Lorsqu'un corps étranger entre dans une articulation, les globules blancs ou lymphocytes du système immunitaire arrivent pour nettoyer la cause de l'inflammation. Ils se mettent au travail et détruisent l'intrus. Si l'articulation en question est inactive, ils deviennent à leur tour prisonniers de celle-ci (la lymphe circule seulement si la personne bouge). Donc, les globules blancs continueront de manger, et par le fait même, à produire des déchets qui endommageront encore plus la membrane synoviale de l'articulation. Et le scénario se répètera. Les lymphocytes s'attaqueront aux toxines tout en produisant d'autres toxines, tant et aussi longtemps qu'ils ne pourront pas sortir de l'articulation. La douleur articulaire augmentera proportionnellement. Le rebondissement sur le mini-trampoline, ou tout autre exercice qui activera la lymphe, aidera à éliminer les toxines, résultant en une diminution de l'inflammation et, avec le temps, l'articulation en question pourrait même retrouver une certaine souplesse.

La chaleur et le froid

L'application de chaleur ou de froid peut soulager temporairement la douleur. La chaleur produit une vasodilatation et une détente musculaire, ce qui diminue la sensation de douleur locale et occasionne un moment de bien-être. Toutes les sources de chaleur conviennent, que ce soit le coussin d'avoine chauffant, un bain chaud, une lampe chauffante ou même les rayons du soleil. Un léger massage avec un produit comme le baume du tigre, qui contient du camphre et du menthol, est aussi analgésique, réchauffant et très relaxant pour les muscles.

Le froid est surtout indiqué lorsque la blessure est récente, comme dans le cas d'une entorse ou d'une migraine. Il entraînera une constriction des vaisseaux, ce qui réduira l'enflure, le saignement et l'inflammation. On doit éviter d'appliquer la glace directement sur la peau pour prévenir la brûlure, et ne pas dépasser 20 minutes à la fois.

Certaines personnes disent obtenir plus de soulagement en alternant le froid et le chaud, ce qui est acceptable aussi. Il faut toutefois prendre garde à ne pas bloquer le processus normal d'inflammation en abusant du froid.

L'argile

L'argile est une roche terreuse, très riche en minéraux et en oligoéléments, qui est appréciée depuis des millénaires pour ses merveilleux pouvoirs curatifs. Malgré l'évolution de la médecine, l'argile continue d'être reconnue pour son efficacité thérapeutique, et ce, pour une multitude d'affections. Il existe différentes variétés d'argile, mais les plus couramment utilisées sont l'argile blanche en usage interne et l'argile verte en usage externe. On s'en sert sous différentes formes selon le besoin: eau argileuse (pour usage interne, gargarisme, irrigation nasale, douche vaginale), compresse, cataplasme, dans le bain ou comme poudre pour le corps.

L'argile est utile pour soulager un grand nombre d'affections incluant toutes les pathologies du système digestif, les troubles dermatologiques tels que l'acné, l'eczéma et les brûlures, les infections incluant les plaies suppurantes et les abcès, les douleurs articulaires et les névralgies diverses comme le zona. Sur le plan de la digestion, l'argile a une action protectrice pour les muqueuses, aide à la cicatrisation et absorbe les toxines de l'intestin, tout en favorisant l'élimination intestinale. Bien qu'utile par voie interne, on peut aussi l'utiliser par voie externe locale (cataplasme), lorsqu'on veut cibler un organe du système digestif comme le foie. Sur la peau, elle agit comme antiseptique et aide à la cicatrisation. Comme l'argile a un grand pouvoir d'absorption, elle attire les toxines causant l'inflammation hors du corps lors de l'application de compresses et de cataplasmes. Une diminution de l'inflammation amène à son tour un soulagement de la douleur locale. L'argile est très estimée pour soulager la douleur causée par les tendinites et les bursites, la lombalgie, l'entorse, le zona, les menstruations et l'arthrose. Par voie interne, elle semble aussi avoir un grand pouvoir régénérateur en cas d'asthénie générale. L'argile est vendue en pharmacie et dans les magasins de produits naturels, à faible coût, et bien que son application externe exige un peu de temps, les résultats en valent fortement le dérangement.

Les thérapies alternatives

De plus en plus, les gens choisissent d'allier les thérapies alternatives à la médecine traditionnelle lorsqu'il s'agit de soulager la douleur et les symptômes qui en découlent (anxiété, engourdissement, insomnie). Ces médecines complémentaires peuvent souvent réduire de façon importante l'intensité de la douleur, permettant un répit à la personne souffrant d'une condition chronique.

L'acupuncture, d'origine chinoise, s'intéresse aux flux d'énergie qui traversent le corps en des points précis situés le long des méridiens. Chacun de ces points correspond à une partie spécifique du corps. L'acupuncteur stimule ces points à l'aide d'aiguilles spéciales insérées à la surface de la peau, pour rétablir la circulation d'énergie dans le corps. Ce traitement peut rectifier certains déséquilibres en agissant sur les fonctions physiologiques et organiques englobant tous les systèmes corporels. Ainsi, l'acupuncture pourra aider à soulager aussi bien les douleurs chroniques et aiguës (bursite, tendinite, migraine, tunnel carpien, arthrite), les troubles respiratoires (rhume, asthme, bronchite), les troubles gastro-intestinaux (nausée, constipation), les troubles nerveux (dépression, anxiété), que les troubles neurologiques et gynécologiques (ménopause).

La chiropractie est une médecine manuelle qui corrige une variété de problèmes douloureux par des manipulations douces de certaines parties du corps, principalement la colonne vertébrale. Un mauvais fonctionnement d'une articulation, surtout au niveau de la colonne ou du bassin, peut entraîner des complications locales ou à distance et être à l'origine d'autres dysfonctionnements causant de la douleur. La chiropractie peut soulager, entre autres, les migraines, le vertigo, l'acouphène (tintement d'oreille), le torticolis, tous les troubles articulaires, les névralgies, les troubles urinaires, la constipation, la douleur au cou et au dos, la sciatique, la scoliose et les douleurs menstruelles.

L'ostéopathie est une technique de manipulations vertébrales et articulaires qui traite les affections des os, des articulations, des muscles et des ligaments à l'origine de certains dérèglements. En diminuant la pression sur les articulations et en alignant la structure musculo-squelettique, l'ostéopathe améliore le mouvement du corps et la circulation des liquides corporels. L'ostéopathie s'intéresse à l'origine des troubles fonctionnels de tous les systèmes du corps.

Le massage est une manipulation, qui selon la technique choisie, pétrit plus ou moins en profondeur les tissus mous et les muscles du corps. En plus d'être très relaxant, le massage aide à l'élimination des déchets accumulés qui peuvent causer douleur et raideur. On peut ajouter quelques gouttes d'huiles essentielles à l'huile de massage pour en rehausser les bienfaits, car ces huiles revitalisent tant le corps que l'esprit. Certaines huiles essentielles soulagent la douleur, améliorent la circulation, nettoient le corps des toxines et favorisent un état de bien-être et de relaxation.

La réflexologie est une thérapie plantaire où les organes sont traités à distance par de simples pressions du pouce ou par massage. Chaque pied a des zones réflexes qui correspondent à des organes ou à des parties spécifiques du corps. En plus d'être très relaxante, la réflexologie offre de nombreux avantages dont le soulagement de la douleur, l'activation de la circulation sanguine, le relâchement de la tension musculaire, la stimulation du système immunitaire et l'élimination des toxines. Elle est utile, entre autres, en cas de stress, névralgie, migraine, insomnie, troubles digestifs, douleurs articulaires et musculaires, troubles respiratoires et circulatoires.

Apprivoiser les émotions

Lorsque l'état douloureux se prolonge, on se sent souvent pris au piège d'un cercle vicieux, «douleur–stress–pensées négatives–sommeil non réparateur–fatigue–douleur», et le tout s'accompagne souvent d'un changement dans les comportements. Notre manière de fonctionner dans le quotidien est maintenant modulée en tenant compte d'une capacité énergétique et physique amoindrie. Les frustrations découlant de ces nouvelles limitations temporaires ou à plus long terme sont souvent réprimées, pour différentes raisons. Par exemple, si la personne est incapable d'assurer sa part habituelle de l'entretien ménager, elle peut se culpabiliser envers les autres membres de la famille qui doivent assumer le surplus de travail. Alors, elle évitera de décharger sur eux ses émotions négatives intimes, se repliant de plus en plus sur elle-même. D'autres personnes, au contraire, deviendront de vrais bourreaux avec leurs proches, exigeants et jamais satisfaits de l'aide proposée. Pour éviter d'en arriver à ces extrêmes, il est important de trouver des façons d'exprimer nos émotions face à ce qui nous arrive. Souvent, l'échange sincère avec le conjoint, un membre de la famille ou un ami suffit, mais il arrive qu'une assistance extérieure soit nécessaire. Votre médecin pourra vous conseiller un groupe de soutien ou encore vous suggérer d'en discuter avec un psychologue.

Une psychothérapie pourra vous aider à éclaircir les émotions qui vous habitent, et possiblement à faire le lien entre des émotions bloquées du passé et vos troubles de santé présents. On sait que l'anxiété, le stress, les tensions au niveau du cou et des épaules, les maux de tête et de dos ont souvent rapport avec un blocage émotionnel. Bien que tous les gens aux prises avec un phénomène douloureux n'aient pas nécessairement besoin d'une psychanalyse, tous bénéficieront de techniques de contrôle de la douleur. Pour plusieurs, il suffit de se distraire pour détourner momentanément son attention du mal. Ces distractions peuvent inclure la télévision, la lecture, la musique, une marche en forêt ou des activités comme la peinture et le tricot.

La relaxation est quasi essentielle dans le traitement de diverses douleurs mais, chose certaine, elle aura des effets bénéfiques pour tous ses adeptes. Une technique de relaxation demande un temps d'apprentissage, surtout lorsque la douleur semble envahir chacune de nos pensées. L'objectif d'une séance de relaxation est d'atteindre un état bienfaisant où l'on se sent planer comme si son corps était léger, accompagné d'un relâchement profond, d'une détente musculaire, d'un ralentissement du rythme respiratoire et d'une sensation de calme et de bien-être. À ce stade, il est rare que l'on ressente de la douleur. Apprendre à bien respirer, aussi simple que cela puisse paraître, est un atout essentiel à la relaxation. Tout cet apprentissage peut facilement se faire seul à partir de cassettes, de cédéroms, de livres ou par la participation à un groupe de détente.

On peut choisir de commencer avec une technique comme la relaxation progressive de Jacobson, dans laquelle des contractions suivies de décontractions musculaires relâchent graduellement les tensions accumulées dans le corps. Cette méthode peut aussi servir de point de départ à des techniques de visualisation créatrice. Ce procédé d'imagerie peut, en plus de supprimer la douleur, effectuer une programmation positive de l'image mentale, diminuant ainsi l'angoisse et la peur dues à l'état de santé. Comme les mots le disent, il suffit de visualiser ou d'imaginer. Il y a différentes approches. Certaines personnes aiment évoquer un souvenir agréable, ou un lieu où elles se sentent bien. D'autres préfèrent visualiser leur maladie sous une forme physique quelconque puis la voir être attaquée et détruite par une armée, un dragon ou une tornade, les laissant libres de toute douleur ou maladie. D'autres encore se projettent dans un monde imaginaire où tout est bien, se voyant par exemple en train de se relaxer sous la chaleur tropicale d'une belle plage ensoleillée. Avec un peu de pratique, les images mentales dépasseront leur nature visuelle, et on y ajoutera les sons, les odeurs, les sensations tactiles et le mouvement. Les méthodes de visualisation semblent aussi avoir un effet très positif sur le système immunitaire.

L'hypnose, la méditation, le biofeedback, le reiki et la psychokinésiologie sont des méthodes de contrôle de la douleur adaptables aux besoins de chacun. Ces techniques permettent à l'esprit de travailler en collaboration avec le corps au bénéfice de l'individu, qui lui récupère un peu le contrôle de son propre processus de guérison.

Le sommeil

Le sommeil assure une récupération mentale et physique essentielle à une bonne santé. Le manque de sommeil aura un impact remarquable sur le comportement, provoquant l'irritabilité et les pertes de mémoire, et s'il persiste, il pourra mener à des troubles de l'humeur importants. La privation de sommeil diminue la réponse immunitaire et déstabilise les rythmes hormonaux (niveau élevé de cortisol — hormone du stress). Pour la personne qui souffre, c'est un moment de grâce qui est absolument nécessaire, tant pour son corps que pour son esprit. Comme l'insomnie accroît la sensibilité à la douleur, il est primordial que les troubles du sommeil soient adressés.

Le cycle du sommeil se divise en plusieurs phases, dont celle à ondes lentes qui comporte quatre stades, incluant l'endormissement, le sommeil léger, le sommeil profond et le sommeil très profond, suivi d'une phase de sommeil paradoxal et d'une phase de mini-réveil. Ce cycle complet dure d'une heure et demie à deux heures et se répète cinq ou six fois pendant la nuit jusqu'au réveil. On attribue la récupération physique et musculaire aux phases de sommeil profond. La phase de sommeil paradoxal est plus courte, soit de 10 à 15 minutes, et se caractérise par une activité cérébrale intense où les muscles semblent paralysés. C'est le moment des rêves, de l'assimilation des connaissances et de la récupération mentale.

Les techniques de réduction de stress décrites antérieurement peuvent favoriser la relaxation, qui à son tour appelle le sommeil. Selon le type de douleur, un bain chaud ou un massage léger, où l'on utilisera des herbes relaxantes comme l'oranger, la camomille et la lavande, seront d'un grand secours. Les tisanes d'herbes relaxantes et sédatives peuvent s'avérer des adjuvants salutaires. Si la douleur est sévère au point d'empêcher le sommeil de façon continue, on réévaluera le besoin d'analgésiques et de somnifères de courte durée avec son médecin, car incontestablement le corps a besoin d'un sommeil réparateur pour assurer son fonctionnement optimal.

La sexualité

La sexualité est une composante importante de la santé en général, du fait qu'elle favorise une vie harmonieuse et équilibrée. Lorsque la douleur nous étreint, la passion sexuelle n'est plus nécessairement sur notre liste de priorité. Pourtant, la sexualité a un impact positif sur notre estime et notre vie de couple. Les rapports sexuels bénéficient à la santé en diminuant le stress, en activant la circulation sanguine et en favorisant le sommeil. De plus, l'orgasme libère des endorphines (morphine naturelle) qui peuvent réduire et même éliminer la douleur de façon temporaire. L'exploration de nouveaux modes d'expression de la sexualité favorisera l'intimité, la tendresse et un mieux-être général.

Le rire

Dans son livre *Anatomy of an Illness*, Norman Cousins, un journaliste américain, explique comment il a vaincu une maladie dégénérative très souffrante (spondylarthrite ankylosante) par une cure de rire et de vitamine C. Au lieu d'accepter son triste pronostic, il entreprit de lire des livres humoristiques et de regarder des films comiques. Il réalisa rapidement que 10 minutes de vrais éclats de rire lui procuraient plus de 2 heures sans douleur.

De nombreuses études confirment que le rire déclenche plusieurs réactions physiologiques bénéfiques qui peuvent contrer le stress: il abaisse la tension artérielle, relâche la tension musculaire, augmente la souplesse musculaire, améliore la digestion et l'élimination, favorise l'oxygénation du sang et des tissus, réduit la production des hormones du stress (cortisol) et accroît la réponse immunitaire. Le rire, en plus de détourner l'attention de la douleur, déclenche la libération d'endorphines, des substances analgésiques naturelles qui réduisent l'intensité de la douleur. Les psychologues affirment que le rire encourage une meilleure estime de soi-même, renforce les rapports sociaux et offre une vision plus positive de la vie en général. Alors que l'enfant peut rire environ 400 fois par jour, l'adulte ne rirait qu'une quinzaine de fois. Donc, quelle que soit la méthode choisie — livres, bandes dessinées, vidéocassettes, grimaces dans le miroir, rencontres avec les amis, jeux avec les enfants, peu importe —, faites du rire votre prescription santé!

CHAPITRE 6

Les produits naturels

Depuis des siècles, l'homme de toutes les cultures compte sur les puissantes vertus curatives des plantes pour soulager et guérir ses souffrances. Dès son origine, il a découvert que le règne végétal, en plus de le nourrir, pouvait calmer ses maux. Au fil du temps, il a appris à distinguer les propriétés thérapeutiques et la toxicité de chaque plante, et de là est apparue notre pharmacopée actuelle. En effet, de nombreux médicaments sont issus des plantes, comme l'aspirine, qui est dérivée de l'écorce du saule blanc. De nos jours, on utilise les herbes pour stimuler les processus régénérateurs du corps. Effectivement, l'élimination des toxines accumulées et le soutien des systèmes corporels par les végétaux mènent au rétablissement de l'équilibre homéostatique.

L'usage à long terme d'analgésiques et d'anti-inflammatoires pour enrayer la douleur entraîne plusieurs effets néfastes à la santé, dont la déminéralisation des os, le dommage aux reins et les saignements gastriques. La phytothérapie nous offre la possibilité de nous soigner tout en minimisant les effets secondaires dangereux. Bien entendu, la femme enceinte ou qui allaite, les gens prenant des médicaments spécifiques à certaines conditions comme les anticoagulants, ou ayant des maladies graves connues, devraient consulter un médecin avant d'entreprendre un tel programme. Voyons ensemble ce que le monde végétal nous propose comme options anti-inflammatoire, antispasmodique et antidouleur.

La phytothérapie

La boswellie (*Boswellia serrata* – encens indien) est un arbre originaire de l'Inde. Depuis des milliers d'années, on y utilise sa résine pour traiter divers troubles de santé, dont l'asthme, les rhumatismes, la dysenterie, les maladies de la peau, les ulcères et les bronchites. Des études ont démontré son efficacité dans le traitement d'affections inflammatoires telles que l'asthme, la colite ulcéreuse et l'ostéoarthrite.[1] Les acides boswelliques semblent prévenir la formation de leucotriènes, qui sont des facteurs déclencheurs de la douleur. De plus, dans les cas d'arthrite, leurs actions anti-inflammatoires semblent maintenir l'apport sanguin aux articulations enflammées, tout en diminuant l'enflure, la raideur et la douleur. Les effets secondaires sont rares, excepté de légers malaises gastro-intestinaux. On suggère un dosage de 300 à 400 mg trois fois par jour, et l'effet thérapeutique peut prendre plusieurs semaines à se faire sentir pleinement.

Le gingembre, originaire de l'Asie, est utilisé principalement en Chine et en Inde depuis plus de 6 000 ans, où ses bienfaits étaient traditionnellement reconnus dans le traitement des nausées, des troubles digestifs, des douleurs menstruelles et de l'arthrite. C'est une plante vivace dont on cultive le rhizome, la partie souterraine noueuse communément appelée la racine, à des fins culinaires et médicinales. L'effet antioxydant du rhizome de gingembre semble inhiber la synthèse des éléments inflammatoires (prostaglandines, thromboxanes et leucotriènes) qui provoquent la douleur et l'inflammation chez les gens souffrant de migraines et de douleurs rhumatismales (arthrite rhumatoïde, arthrose, goutte). Des recherches suggèrent que le gingérol du gingembre, qui a une structure chimique semblable à celle de l'aspirine, pourrait prévenir la formation de caillots sanguins, et ainsi prévenir les accidents cardiovasculaires.

Le gingembre soulage efficacement les nausées dues au mal des transports, au mal de mer et à la grossesse ou aux traitements chimiothérapeutiques, les troubles digestifs tels que les coliques, les gaz intestinaux, le manque d'appétit, et les symptômes du rhume et de la grippe. Rarement, de légers troubles gastro-intestinaux peuvent survenir à l'utilisation, et sont souvent soulagés en diminuant la quantité de gingembre.

La grande camomille *(Tanacetum parthenium)* ou *feverfew* en anglais, originaire des Balkans, était traditionnellement utilisée contre les maux de tête, la fièvre, l'aménorrhée (absence de menstruations) et l'arthrite. Bien qu'oubliée pendant un long moment, on lui manifesta un intérêt renouvelé vers la fin des années 1970. Un haut responsable des services de santé de la commission nationale anglaise du charbon (Britain's National Coal Board), dont la femme souffrait de migraines chroniques, rencontra un mineur qui lui dit contrôler ses migraines en mâchant des feuilles de grande camomille. Lorsque son épouse fut soulagée à son tour, il fit part de sa découverte au Dr E. Stewart Johnson de la London Migraine Clinic, qui continua les essais cliniques avec succès.

La grande camomille inhibe la synthèse des substances pro-inflammatoires, diminuant ainsi la réponse inflammatoire et par conséquent la douleur. Son action antispasmodique sur les vaisseaux sanguins la rend efficace contre les migraines et les douleurs menstruelles. L'effet thérapeutique de la grande camomille sur les migraines dépend de sa teneur en parthénolides. Une dose quotidienne doit être administrée de façon continue et il faut compter de 6 à 8 semaines avant que les effets soient pleinement ressentis. On l'utilise aussi pour les cas d'arthrite rhumatoïde. Le fait de mâcher les feuilles peut causer de petits ulcères dans la bouche, mais nul autre effet indésirable sérieux n'a été reporté.

La griffe de chat ou *una de gato* en espagnol est une plante grimpante native du Pérou. Les indigènes de la forêt amazonienne l'utilisent depuis plus de 2 000 ans pour soigner les tumeurs, l'inflammation, les rhumatismes, l'infection urinaire, les ulcères gastriques et les troubles menstruels. Aujourd'hui, on lui prête des vertus antioxydantes, anti-inflammatoires et anticancéreuses. En effet, plusieurs études suggèrent que la griffe de chat serait utile pour traiter, entre autres, les allergies, l'arthrite, l'asthme, la bursite, le cancer, les désordres intestinaux, l'herpès génital, les troubles menstruels et le zona. Comme elle stimule le système immunitaire, elle n'est pas recommandée pour les gens qui suivent un traitement immunosuppresseur à la suite de greffes d'organes ou de peau, ou souffrant de maladies auto-immunes (lupus, sclérose en plaques). Aucun effet indésirable sérieux a été reporté.

La griffe du diable provient de l'Afrique, où elle était utilisée pour soulager la fièvre, les douleurs rhumatismales, de même que les troubles digestifs, hépatiques et rénaux. On lui attribue maintenant des propriétés apéritives, digestives, cholérétiques (stimulant la sécrétion de bile), analgésiques et anti-inflammatoires. La griffe du diable est très efficace pour soulager toutes les douleurs arthritiques, incluant la goutte et les souffrances musculo-squelettiques, aussi bien celles des articulations que celles des muscles et des tendons. Elle est contre-indiquée en cas d'ulcère gastrique, d'ulcère duodénal et de calculs biliaires, ainsi que pour les diabétiques et la femme enceinte. Son emploi peut occasionner de légers malaises gastro-intestinaux chez certaines personnes.

La lobélie, aussi nommée tabac indien, est une plante originaire du Canada et des États-Unis. On la cite pour ses nombreuses propriétés médicinales: antispasmodique, émétique, stimulante (petites doses), relaxante (grandes doses), sédative, expectorante et diurétique. Elle est utilisée pour traiter l'asthme, l'otite, la coqueluche, la bronchite chronique, l'emphysème, et elle aide au sevrage du tabac. Son action antispasmodique soulage les douleurs lombaires, ainsi que celles provoquées par les entorses et les douleurs menstruelles. Prise en trop grande quantité, elle peut causer des troubles sévères, mais comme un abus amène rapidement des vomissements, il est presque impossible d'en souffrir. La lobélie n'est pas recommandée aux diabétiques et aux femmes enceintes.

L'orme rouge (*Ulmus rubra* ou *Ulmus fulva*) est présent dans l'est du Canada et des États-Unis. Les Amérindiens le privilégiaient pour soigner le mal de gorge, la toux, la mastite, les troubles digestifs, les blessures externes et les inflammations cutanées. On utilise la partie interne de son écorce, le liber, qui contient du mucilage auquel on attribue l'essentiel de ses propriétés thérapeutiques. De nos jours, on lui accorde des propriétés émollientes, expectorantes, diurétiques et antioxydantes. Mucilagineuse, l'écorce d'orme rouge s'étend au contact de l'eau, ce qui accroît sa capacité d'apaiser et de guérir les muqueuses irritées. Il reste un favori pour traiter le mal de gorge, la toux, l'inflammation et l'ulcération du tractus gastro-intestinal, la diarrhée, les hémorroïdes, ainsi que les irritations externes telles que les abcès, les plaies et les brûlures.

La reine-des-prés ou ulmaire pousse dans tous les sols humides des régions tempérées. Dans l'Antiquité, la reine-des-prés était utilisée contre les douleurs articulaires et les rhumatismes. Elle contient un précurseur de l'aspirine, des flavonoïdes et des tannins, ce qui lui confère des propriétés anti-inflammatoires, analgésiques, antirhumatismales, antipyrétiques, antispasmodiques et diurétiques. La reine-des-prés est utile pour combattre les phénomènes douloureux et inflammatoires comme les douleurs gastriques, les diarrhées et les affections rhumatismales en général, mais particulièrement l'arthrose et la goutte (elle aide à éliminer l'acide urique). Elle ne cause pas d'effets secondaires, mais comme précaution les gens qui ont une hypersensibilité aux salicylés (aspirine) devraient l'éviter.

Le saule blanc, originaire de l'Asie, de l'Europe et de l'Amérique du Nord, était employé par les Chinois plus de 500 ans avant notre ère pour traiter la fièvre et la douleur. C'est en 1828 qu'un pharmacien français nommé Leroux isola la salicine comme l'ingrédient actif principal de l'écorce du saule blanc. En 1899, un chimiste allemand synthétisa l'acide acétylsalicylique, qui est l'aspirine de nos jours, reléguant le saule blanc aux oubliettes. Contrairement à l'aspirine, qui est irritante pour les muqueuses digestives et qui inhibe la coagulation, le saule blanc agit sans causer de désagréments. C'est ainsi qu'il refit son apparition vers la fin du XXe siècle. On lui reconnaît des propriétés antipyrétiques, analgésiques, sédatives, antinévralgiques, antispasmodiques et anti-inflammatoires. On l'utilise pour soulager le mal de tête, les douleurs rhumatismales, la bursite, la tendinite, la goutte, la douleur menstruelle, l'anxiété, l'angoisse, l'insomnie et la fièvre. Les personnes souffrant d'hypersensibilité ou d'allergie à l'acide acétylsalicylique (aspirine) devraient éviter le saule blanc.

Le yucca est originaire de l'Amérique centrale. Les Indiens s'en servaient pour calmer les états inflammatoires et rhumatismaux, les saignements, et comme shampoing. Il contient de la saponine, un stéroïde naturel qui bloque et réduit les toxines sécrétées par les intestins, évitant qu'elles nuisent à la formation normale du cartilage. Les saponines auraient des effets similaires à la cortisone et ne sont pas absorbées par les intestins. Le yucca, en plus d'être un excellent purificateur sanguin, est anti-inflammatoire, antispasmodique, antioxydant, immunostimulant et anticancéreux. Cette plante est bénéfique au traitement de l'ostéoarthrite, l'arthrite rhumatoïde (diminue l'inflammation des jointures), la bursite, la goutte, les troubles intestinaux incluant les colites et les diverticulites, la prostatite et l'allergie.

Comme il existe une multitude de plantes médicinales, il s'agit souvent de choisir celles les mieux adaptées à nos besoins réels, tout en restant alerte aux contre-indications particulières et aux interactions médicamenteuses. Puisque les végétaux travaillent bien en synergie, les formules qui en combinent plusieurs sont souvent très efficaces. Voyons maintenant d'autres suppléments susceptibles d'offrir un soulagement à quelques conditions douloureuses.

Autres suppléments

La chondroïtine ou sulfate de chondroïtine est une composante importante du cartilage qui est fabriquée naturellement par notre organisme. Elle participe à la formation et à l'entretien du tissu cartilagineux, essentiel au bon fonctionnement des articulations. Le cartilage est un tissu élastique qui recouvre nos articulations et qui absorbe les chocs. Le sulfate de chondroïtine est extrait de la trachée des bovins d'élevage. Certaines études ont démontré qu'il a des effets bénéfiques dans le traitement des problèmes articulaires, surtout s'il est utilisé en conjonction avec la glucosamine. Il semble qu'un supplément de chondroïtine puisse diminuer la douleur aux jointures, réduire le processus de destruction des tissus articulaires et favoriser la réparation du cartilage.

La glucosamine est produite naturellement par l'organisme et participe à la synthèse des glycosaminoglycanes, des substances essentielles à la fabrication et à la réparation du cartilage et à la réduction de l'inflammation. Avec l'âge, la production de glucosamine a tendance à s'épuiser, entraînant une susceptibilité à l'arthrite et aux troubles articulaires. Les suppléments de glucosamine sont dérivés de la chitine extraite de la carapace des crabes, des crevettes, des langoustes et des homards. Jusqu'à ce jour, les études ont privilégié le sulfate de glucosamine, mais on en trouve deux autres formes, soit le chlorhydrate de glucosamine et le N-acétyl-glucosamine (NAG). Alors que les anti-inflammatoires classiques peuvent accélérer la dégénérescence articulaire, la glucosamine, en plus de soulager la douleur, modère ou arrête la destruction des articulations, stimule la formation et la réparation du cartilage et inhibe les enzymes qui s'attaquent au collagène. Un grand nombre d'études ont reconnu l'efficacité du sulfate de glucosamine dans le traitement de l'arthrose. Bien qu'aucun effet secondaire grave n'ait été rapporté jusqu'à maintenant pour la glucosamine prise oralement, on suggère aux diabétiques et aux personnes allergiques aux crustacés d'en discuter avec leur médecin au préalable. Les gens souffrant d'hypertension devraient choisir un supplément de glucosamine sans sodium. La glucosamine peut prendre de 2 à 6 semaines avant de montrer des résultats.

Le krill, élément important de la chaîne alimentaire marine, est un petit crustacé qui abonde, entre autres, dans l'estuaire du Saint-Laurent. Des études ont démontré que le krill est un aliment extrêmement nutritif. Il fournit des enzymes, des protéines incluant tous les acides aminés, des acides gras oméga-3, des phospholipides, de la choline, des caroténoïdes, de l'astaxanthine (antioxydant très puissant), des fibres, des glucosamines, en plus du calcium, du zinc et du fer. Ces ingrédients lui confèrent de grandes propriétés antioxydantes et anti-inflammatoires. Le krill peut être utile dans le soulagement des troubles prémenstruels, de la dysménorrhée, de l'arthrite rhumatoïde, des problèmes articulaires, cardiovasculaires, de mémoire et de concentration, ainsi que pour diminuer les troubles inflammatoires. Les gens souffrant d'allergies aux poissons ou aux fruits de mer doivent l'éviter.

Le MSM ou méthylsulfonylméthane est une forme importante de soufre se trouvant naturellement dans l'organisme, ainsi que dans certains aliments (lait, œuf, fruits de mer, oignon, ail, asperge, chou, brocoli, chou de Bruxelles). Malheureusement, la préparation et la cuisson diminuent grandement la teneur en soufre de ces aliments. Le supplément de MSM de source naturelle provient de la lignine du pin. Bien que les recherches continuent, on suggère que le méthylsulfonylméthane agit comme anti-inflammatoire et analgésique. Il inhibe la transmission des signaux de douleur le long des fibres nerveuses, atténue l'inflammation, stimule la circulation sanguine, réduit les spasmes musculaires et assouplit les tissus cicatriciels. Il soulage les douleurs provoquées par l'arthrose, l'arthrite rhumatoïde, la fibromyalgie, les maux de tête d'origine cervicale et les muscles endoloris et enflammés. De plus, il contribue vraisemblablement à la santé des cheveux et des ongles en participant au métabolisme de la kératine. Il collabore aussi à la réduction des symptômes allergiques, comme le rhume des foins, en bloquant la réceptivité de l'histamine dans les tissus sensibles. Il prévient l'infection parasitaire, le développement de tumeurs cancéreuses, et réduit le ronflement. Les rares effets indésirables peuvent être la nausée, la diarrhée et une rougeur de la peau.

Le thé vert diffère du thé noir seulement par sa préparation. Les feuilles de thé vert sont chauffées à la vapeur quelques minutes, puis roulées et desséchées, alors que celles du thé noir sont fermentées. Les polyphénols, antioxydants de la famille des flavonoïdes, restent ainsi intacts et confèrent au thé vert de nombreuses vertus pour la santé. Un de ces phénols, le gallate d'épigallocatéchine (GEGC) démontre un pouvoir antioxydant 20 fois plus puissant que la vitamine E, et semble avoir la capacité d'inhiber l'activité carcinogène. Le thé vert contient également des caroténoïdes, de la chlorophylle, des gras, des vitamines C et E, du manganèse, du potassium et du zinc.

En 1999, plusieurs études furent publiées en Suède, à Taiwan et aux États-Unis suggérant que le thé vert soit tout aussi efficace que les anti-inflammatoires COX-2 (Celebrex, Vioxx) pour soulager les symptômes de l'arthrite. En fait, le thé vert contient 51 composants anti-inflammatoires. On lui a aussi reconnu 15 composés anti-ulcères, découverte prometteuse vu que l'ulcère est un effet secondaire important des médicaments anti-inflammatoires non stéroïdiens.[2] Les études démontrent qu'il peut réduire l'incidence de certains cancers dont ceux de la bouche, de l'œsophage, de l'estomac, du pancréas, des intestins, du sein, de la prostate et du poumon. De plus, il pourrait abaisser le taux de mauvais cholestérol, stabiliser les niveaux de glycémie, diminuer les risques d'accidents cardiovasculaires, prévenir la carie dentaire et la mauvaise haleine, atténuer les problèmes d'allergies, apaiser les migraines et diminuer la fatigue. Une tasse de thé vert contient un tiers de la caféine d'une tasse de café ordinaire.

CHAPITRE 7

Des conditions particulières

Chaque condition de santé nécessite une approche particulière à tous les points de vue, tant physique, émotionnel que nutritionnel. Le but de ce livre est d'aider les gens à concevoir la douleur dans toutes ses dimensions. Chacun aura maintenant la responsabilité d'appliquer les changements nécessaires à sa santé, compte tenu de son diagnostic et de son état général. Il est dans l'intérêt de tous d'éviter les antinutriments tels que les polluants, les pesticides et les additifs alimentaires. Voyons maintenant quelques cas bien précis, en se souvenant qu'il faut, dans un premier temps, trouver et éliminer autant que possible la cause sous-jacente de la maladie ou condition. Par exemple, une personne migraineuse devra déterminer si une allergie alimentaire est le facteur déclencheur de ses crises, l'identifier et l'éliminer de sa diète. Ces recommandations sont conçues pour servir de guide et ne constituent pas une référence exhaustive, car chaque cas nécessite une évaluation individuelle.

Arthrite

Aliments à éviter: Sucre, farine blanche, produits laitiers, sel, viande, café, thé, alcool, famille des solanacées (tomate, pomme de terre, aubergine et piment), tous les allergènes (gluten, arachides, maïs, oranges, etc.).

Aliments à privilégier: Poissons riches en oméga-3, tous les légumes verts et oranges, aliments alcalins.

Nutriments recommandés: Acides gras essentiels (huile d'onagre, de lin, de poisson), vitamines antioxydantes A, B, C, E, bore, cuivre, magnésium, manganèse, sélénium, zinc.

Phytothérapie: Boswellie, chondroïtine, écorce de chêne blanc, enzyme digestive, gingembre, glucosamine, griffe de chat, griffe du diable, luzerne, MSM, saule blanc, trèfle rouge, yucca.

Bronchite

Aliments à éviter: Produits laitiers, sucre, blé, gras saturés (augmente la mucosité).

Aliments à privilégier: Ail, raifort, fruits et légumes, surtout le poireau.

Nutriments recommandés: Vitamines A, C, D, bêta-carotène, bioflavonoïdes, magnésium, zinc, N-acétylcystéine.

Phytothérapie: Échinacée, églantier, eucalyptus, fenugrec, lobélie, molène, plantain, réglisse, thym.

Cystite et cystite interstitielle

Aliments à éviter: Aliments formateurs d'acides, épicés ou salés, sucre, farine blanche, café, thé noir, tomate, épinard cuit. Interstitielle: éviter les aliments contenant tyrosine, tyramine et aspartate (bière, levure de bière, chocolat, vins, aspartame, sauce soja, etc.).

Aliments à privilégier: Jus de canneberge sans sucre ajouté, jus de carotte, 10 verres de liquide par jour, melon d'eau, ail, aliments alcalins.

Nutriments recommandés: Probiotiques, vitamines A, C, E, (interstitielle: vitamine C tamponnée), bêta-carotène, calcium, magnésium, zinc.

Phytothérapie: Ail, barbe de maïs, boissons vertes (chlorophylle, chlorelle, spiruline), busserole, genièvre, guimauve, hydraste du Canada, persil, prêle.

Endométriose

Aliments à éviter: Produits animaliers et laitiers (riches en œstrogènes), chocolat, café, alcool, sel, sucre, friture et aliments raffinés.

Aliments à privilégier: Huiles de graines et de noix pressées à froid (lin, carthame, Grenoble), soja, aliments riches en iode (fruits de mer, algues marines), jaune d'œuf, fruits citrins, ananas, poire, artichaut.

Nutriments recommandés: Acides gras essentiels (huile d'onagre, de bourrache, de chanvre, de lin, de poisson), vitamines A, B, C, E, bioflavonoïdes, calcium, magnésium.

Phytothérapie: Actée à grappe noire, crème de progestérone naturelle, dong quai, framboisier, ginseng sibérien, réglisse, salsepareille, varech.

Fibromyalgie

Aliments à éviter: Thé, café, alcool, sucre, farine blanche, huiles végétales hydrogénées, acides gras trans (fritures et pâtisseries), tous les allergènes (gluten, protéine du blé, avoine, seigle, orge, épeautre et kamut peuvent être en cause).

Aliments à privilégier: Fruits et légumes, aliments alcalins, ail, gingembre.

Nutriments recommandés: Acides gras essentiels (huile d'onagre, de lin, de poisson), acide malique, coenzyme 10, vitamines A, B, C et E, bêta-carotène, bioflavonoïdes, calcium, magnésium, zinc.

Phytothérapie: <u>Douleur</u>: écorce de saule blanc, friction avec essence de Niaouli *(tea tree oil)* ou lotion contenant de la capsicine (Cayenne), griffe de chat, griffe du diable, MSM, réglisse, trèfle rouge, yucca.

<u>Énergie</u>: boissons vertes (chlorelle, chlorophylle et spiruline), gelée royale, luzerne, pollen d'abeille.

<u>Immunité</u>: échinacée, hydraste du Canada, probiotiques.

<u>Relaxants</u>: camomille, houblon, millepertuis, passiflore, tilleul, valériane, verveine.

Support digestif: enzymes digestives, pissenlit.

Goutte

Aliments à éviter: Alcool, café, sucre, farine blanche, gras saturés, aliments riches en purine (viande rouge, abats), fruits de mer, sardine, moule, asperge, artichaut, chou-fleur, lentille, levure, levure de bière, champignon.

Aliments à privilégier: 8 verres d'eau par jour (augmente l'excrétion de l'acide urique), ail, cerise, bleuet, framboise, jus de légumes (céleri, carotte, épinard, persil).

Nutriments recommandés: Acide folique, acides gras essentiels (huile d'onagre, de lin, de poisson), calcium, chlorophylle, flavonoïdes, magnésium, quercétine, vitamines B (éviter haute dose de B_3), B_6, C, E, zinc.

Phytothérapie: Bardane, broméline, griffe du diable, ortie, pissenlit, prêle, trèfle rouge.

Maladies inflammatoires de l'intestin (colite ulcéreuse, maladie de Crohn)

Aliments à éviter: Alcool, café, cola, friture, sucre, tous les allergènes à évaluer selon tolérance (céréales contenant gluten, produits laitiers, maïs, noix, fruits citrins), épices, viande rouge, carraghénine.

Aliments à privilégier: Aliments alcalins, jus de carotte, thé vert.

Nutriments recommandés: Acide folique, acides gras essentiels (huile d'onagre, de lin, de poisson), bêta-carotène, enzyme digestive, glutamine, magnésium, probiotiques, vitamines A, B, C (tamponnée), E, multivitamines.

Phytothérapie: Boissons vertes (chlorelle, chlorophylle et spiruline), boswellie, échinacée, églantier, griffe de chat, guimauve, hydraste du Canada, jus de *Aloe vera*, orme rouge, ortie, psyllium

Lombalgie (douleur au dos)

Aliments à éviter: Aliments acidifiants, viande rouge (acide urique).

Aliments à privilégier: Amandes, noix de Grenoble, fruits et légumes variés, grains entiers.

Nutriments recommandés: Acides gras essentiels (huile d'onagre, de noix, de poisson), calcium, magnésium, silice, vitamines C et E.

Phytothérapie: Bardane, camomille, glucosamine, millepertuis, lobélie, prêle, valériane.

Migraine

Aliments à éviter: Aliments contenant de la tyramine (vin rouge, chocolat, fromages vieillis, levure, etc.), des nitrites (saucisse, charcuteries, viandes fumées), du glutamate (cuisine chinoise) et de l'aspartame, de la caféine, tous les allergènes.

Aliments à privilégier: Aliments sans additifs alimentaires.

Nutriments recommandés: Acides gras essentiels (huile d'onagre, de lin, de poisson), bioflavonoïdes, calcium, fer (si carence), magnésium, niacine, vitamines B et C.

Phytothérapie: Écorce de saule blanc, gingembre, Ginkgo biloba, grande camomille, millepertuis.

Prostatite

Aliments à éviter: Gras hydrogénés, gras saturés, sucre, alcool, café, tous les allergènes (produits laitiers, blé, gluten, chocolat).

Aliments à privilégier: Noix, graines de citrouille et de courge, grains entiers, poissons gras, soja, œuf, légumes verts feuillus, jus de légumes, tomate, ail, cumin, germe de blé, levure alimentaire, varech.

Nutriments recommandés: Acides gras essentiels (huile d'onagre, de noix de Grenoble, de lin, de sésame, de poisson), lycopène, probiotiques, quercétine, vitamines B, B_6, C, E, sélénium, zinc.

Phytothérapie: Enzyme digestive, palmier nain, pollen d'abeille.

Sinusite

Aliments à éviter: Sucre, alcool, produits laitiers, aliments épicés, tous aliments allergènes (lait, blé, œuf, fruits citrins, maïs, arachide).

Aliments à privilégier: Fruits et légumes jaunes (riches en vitamine A), fruits citrins, radis, ail, jus de céleri ou d'autres légumes verts feuillus.

Nutriments recommandés: Bioflavonoïdes, vitamines A et C, zinc.

Phytothérapie: Échinacée, eucalyptus, griffe de chat, hydraste du Canada.

Syndrome prémenstruel (SPM)

Aliments à éviter: Sucre, farine blanche, chocolat, sel, café, alcool, gras hydrogénés, friture, produits laitiers, viande rouge.

Aliments à privilégier: Germe de blé, fruits et légumes, grains entiers, poisson, soja.

Nutriments recommandés: Acides gras essentiels (huile d'onagre, de lin, de noix, de sésame), calcium, huile de krill, magnésium, vitamines B, B_6 et E.

Phytothérapie: Actée à grappe noire, crème de progestérone naturelle, dong quai, gattilier, Ginkgo biloba, luzerne, millepertuis.

Tunnel carpien

Aliments à éviter: Café, alcool, boissons gazeuses, gras saturés.

Aliments à privilégier: Germe de blé, graines de lin, levure nutritionnelle, noix, chou, épinard, carotte et légumineuses.

Nutriments recommandés: Acides gras essentiels (huile d'onagre, de lin), bioflavonoïdes (hespéridine, pycnogénol, quercétine,), magnésium, vitamines B, B_6 (B_2 et B_3 aussi recommandées).

Phytothérapie: Broméline, curcuma, écorce de saule blanc, Ginkgo biloba, grande camomille, griffe du diable, glucosamine, millepertuis, prêle.

Zona

Aliments à éviter: Gras saturés, sucre, farine blanche, alcool.

Aliments à privilégier: Fruits citrins, grains entiers, légumineuses, levure nutritionnelle, tous les légumes, œuf, noix, poisson.

Nutriments recommandés: Calcium, coenzyme Q10, lysine, magnésium, phénylalanine, vitamines A, B, B_{12}, C, E et zinc.

Phytothérapie: Boissons vertes (chlorelle, chlorophylle et spiruline), échinacée, essence de Niaouli diluée sur la plaie, extrait de pépins de pamplemousse, griffe de chat, jus de *Aloe vera*, millepertuis, parelle, prêle.

Conclusion

À l'ère des recherches et découvertes scientifiques qui progressent à un rythme accéléré, il est difficile de croire que le monde de la douleur est toujours aussi sombre et impénétrable. Pour bien des gens, la douleur reste une souffrance insidieuse et solitaire. Elle nous oblige non seulement à redéfinir nos limites mais à réévaluer nos priorités de vie. Alors que le syndrome douloureux touche à toutes les facettes de sa vie, que son corps en entier est en déséquilibre, la personne doit se débattre pour retrouver un sens de normalité. Mais, en fait, qu'est-ce qu'on entend par «normalité»? À chacun sa définition, me direz-vous!

En appliquant les concepts élaborés dans le présent ouvrage, le corps parviendra peu à peu à retrouver son équilibre métabolique. Pour certains, il s'agira d'un travail de longue haleine, englobant tous les aspects de la vie; pour d'autres, il s'agira d'un changement radical de vie; alors que pour le reste, le succès sera moindre. La volonté de guérir ne suffit pas toujours pour réussir, mais l'espoir est vivant en chacun de nous... il suffit d'y croire et de persévérer.

Le cheminement dans la douleur, qu'il soit à court ou à long terme, est un itinéraire d'apprentissage. On apprend à se connaître soi-même, à respecter son corps et ses limites. On découvre au fond de soi des forces insoupçonnées. Il faut garder en mémoire que les pensées négatives ont le même effet sur notre santé, alors que le contraire se produit lorsqu'on se nourrit de pensées positives. Alors, n'oubliez pas de focaliser toutes vos pensées vers une vie sereine... libre de douleur. Une vie sans douleur grâce à l'approche naturelle est ce que je souhaite sincèrement à tous ceux et celles qui ont lu ce livre.

Notes

Chapitre 1

[1]. KIDD, Parris M., «Developing your personal nutrient plan», dans *Alive Canadian Journal of Natural Health*, août 2003, p. 34.

[2]. MELZACK, Ronald, WALL, Patrick D., *Le défi de la douleur*, Chenelière et Stanké ltée, 1982, p. 40.

[3]. SWANSON, David W., *La douleur chronique: approche globale*, Éd. Lavoie Broquet inc., 2000.

[4]. PROULX, Maurice, *La douleur de tous les jours*, Carte Blanche, 2002.

Chapitre 2

[1]. *British Medical Journal*, 16 août 2003, p. 327 à 368.

[2]. SINGH, Gurkirpal, MD, «Recent considerations in nonsteroidal anti-inflammatory drug gastropathy», dans *The American Journal of Medicine*, 27 juillet 1998, p. 31S.

3. WOLFE, M., MD, LICHTENSTEIN, D., MD, SINGH, Gurkirpal, MD, «Gastrointestinal toxicity of nonsteroidal anti-inflammatory drugs», dans The New England Journal of Medicine, 17 juin 1999, vol. 340, no 24, p. 1888 à 1889.

Chapitre 3

[1]. MARIEB, Elaine N., *Anatomie et physiologie humaines*, Éditions du Renouveau Pédagogique, 1993, p. 63.

[2]. VASEY, Christopher, *L'équilibre acido-basique*, Éditions Jouvence, 1991, p. 42-43.

[3]. http://www.hc-sc.gc.ca/francais/features/revue/2001_04/allergies.htm

[4]. http://www.diabetes.ca/Section_About/sweeteners.asp

Chapitre 4

[1]. CARPER, Jean, *Les aliments pour rester jeune*, Les Éditions de l'Homme, 1997, p. 160.

Chapitre 6

[1]. *Québec Pharmacie*, vol. 24, n° 9, octobre 2001.

[2]. VANDERHAEGHE, Lorna, «Green tea time», dans *Alive Canadian Journal of Natural Health*, septembre 2003, p. 95.

Bibliographie

ABEHSERA, Michel, *The Healing Clay*, Carol Publishing Group, 1990.

BÄNZIGER, Erica, *Maigrir et guérir par l'équilibre acido-basique et l'alimentation dissociée*, VIRIDIS, 2000.

BATESON-KOCH, Carolee, *Allergies: Disease in Disguise*, Alive Books, 1994.

BATMANGHELIDJ, Fereydoon, *Votre corps réclame de l'eau*, Jouvence, 1994.

BÉNIGNO, Michèle, *Comprendre et combattre la douleur*, Dangles, 2002.

BÉRUBÉ, Marie, VACHON, Marc, «Le plaisir au travail», *Travail et Santé*, mars 2004.

BORNAIS, Marie-France, «Le krill, une bioressource aux vertus insoupçonnées», *Le Journal de Québec*, 21 juillet 2003.

CASDORPH, Richard, H., WALKER, Morton, *Toxic Metal Syndrome*, Avery Publishing Group, 1995.

CASTLEMAN, Michael, *The Healing Herbs*, Bantam Books, 1995.

CHALLEM, Jack, «The inflammation syndrome», *Alive Journal of Natural Health*, septembre 2003.

CHAPUT, Mario, *Traitement naturel des allergies*, Fleurs Sociales, 2000.

CRISAFI, Daniel-J., *Candida albicans*, Hippocampe, 1995.

CROOK, William G., *The Yeast Connection and the Woman*, Professional Books Inc., 1995.

D'ADAMO, Peter J., *4 groupes sanguins, 4 régimes*, Éditions du Roseau, 1999.

D'ADAMO, Peter J., *Live Right 4 Your Type*, G. P. Putnam's Sons, 2001.

DIAMOND, John, W., COWDEN, Lee, W., GOLDBERG, Burton, *An Alternative Medicine Definitive Guide to Cancer*, Future Medicine Publishing Inc., 1997.

DUMESNIL, Jean G., M0NTIGNAC, Michel, *Bon poids, bon cœur avec la méthode Montignac*, Flammarion Québec, 2002.

FARR, Gary, «Why heavy metals are a hazard to your health», article Internet, 25 novembre 2001.

HOLFORD, Patrick, *La bible de la nutrition optimale*, Marabout, 2001.

HOWELL, Edward, *Enzyme Nutriton: The Food Enzyme Concept*, Avery, 1985.

JAMES, Curtis, «Chronic pain», *Alive Journal of Natural Health*, juin 2003.

KEITH, Al, «Laughter», *Alive Journal of Natural Health*, septembre 2002.

KEITH, Velma J., GORDON Monteen, *The How to Herb Book*, Mayfield Publications, 1990.

KUNSZT, Edith, «Are you (pH) balanced?», *Alive Journal of Natural Health*, octobre 2003.

KUPROWSKY, Stefan, «The art and science of healing: How natural medicine works», *Vista Magazine*, n° 29.

LAFONTAINE, Lucie, «La griffe du diable», *Guide Ressources*, juin 2001.

LAMBERT-LAGACÉ, Louise, LAFLAMME, Michelle, *Bons gras mauvais gras: une question de santé*, Les Éditions de l'Homme, 1993.

LE CREN, Frédéric, *Les antioxydants, la révolution du XXIe siècle*, Quebecor, 1999.

LEVERT, Robert, «Se protéger contre l'environnement», *Sunshine Aujourd'hui*, octobre-novembre 2003.

MARCHAND, Serge, *Le phénomène de la douleur*, Chenelière inc., 1998.

MARIEB, Elaine N., *Anatomie et physiologie humaines*, Éditions du Renouveau pédagogique inc., 1993.

MARS, Brigitte, «Le thé vert», *Magazine Partenaires*, janvier-février 1999.

MELZACK, Ronald, WALL, Patrick D., *Le défi de la douleur*, Chenelière et Stanké ltée, 1982.

MESSINGER, Lisa, *Why Should I Eat Better?*, Avery Publishing Group Inc., 1993.

MEYERS, Lois, «Lymphatic health on the rebound», *Alive Journal of Natural Health*, mars 2001.

MURRAY, Michael T., *Arthritis*, Prima Publishing, 1994.

PINCOTT, Ingrid, «Natural pain relievers», *Alive Journal of Natural Health*, novembre 2002.

PROULX, Maurice, *La douleur de tous les jours*, Carte Blanche, 2002.

PROVOST, Marie, *Des plantes qui guérissent*, Bibliothèque québécoise, 1991.

RAFAL, Serge, *Combattre la douleur*, Marabout, 2002.

RAFAL, Serge, *L'alimentation antioxydante*, Marabout, 2001.

RELOUZAT, Raoul, THIOLLET, Jean-Pierre, *Combattre la douleur: comprendre les mécanismes et connaître les solutions*, Anagramme, 2002.

RONA, Zoltan, *Encyclopedia of Natural Healing*, Alive Publishing Inc., 1997

ROWLAND, David, *The Cure Is Within*, Canadian Nutrition Institute, 1990

RUBINSTEIN, Henri, *Médecine de la douleur*, Robert Laffont, 1988.

RUDIN, Donald O., FELIX, Clara, *Omega 3 Oils*, Avery Publishing Group, 1996.

SANTILLO, Humbart, *Food Enzymes: The Missing Link to Radiant Health*, Hohm Press, 1993.

SCALA, James, *Prescription for Longevity: Eating Right for a Long Life*, Penguin Group, 1994.

SCHWOB, Marc, REDUREAU, Dominique, *101 conseils pour vaincre la douleur*, Hachette, 1983.

SWANSON, David W., *La douleur chronique: approche globale*, Lavoie Broquet, 2000.

SWETLIKOFF, Garrett, «Purify yourself», *Alive Journal of Natural Health*, mars 2003.

SWOPE, Mary Ruth, *Les feuilles vertes de l'orge et les merveilles de la régénération naturelle*, Swope Entreprises Inc., 1994.

TENNEY, Deanne, *MSM (Methylsulfonylmethane), Your Natural Repair Kit*, Woodland Publishing, 1998.

THOMAS, Richard, *Guide des antidouleurs naturels*, Modus Vivendi, 2002.

VAGO, Karen, DEGRÉMONT, Lucy, *Mangez mieux selon votre groupe sanguin*, Les Éditions de l'Homme, 2003.

VANDERHAEGHE, Lorna, «Green tea time», *Alive Canadian Journal of Natural Health*, septembre 2003.

VASEY, Christopher, *L'eau: source vitale de votre santé*, Jouvence, 2002.

VASEY, Christopher, *L'équilibre acido-basique*, Jouvence, 1991.

WEIL, Andrew, *Eating Well for Optimum Health*, Alfred A. Knopf, 2000.

YEAGER, Selena, *Aliments remèdes des médecins*, Modus Vivendi, 2001.

Blogue Santé de l'auteure
gisele-frenette.blogspot.ca

Image de la couverture par Alexandra Haynak (Pixabay)

www.ingramcontent.com/pod-product-compliance
Lightning Source LLC
Chambersburg PA
CBHW060935050726
47592CB00003B/964